Régime Anti-Inflammatoire

370 Recettes rapides faciles et saines : 365 jours d'alimentation saine

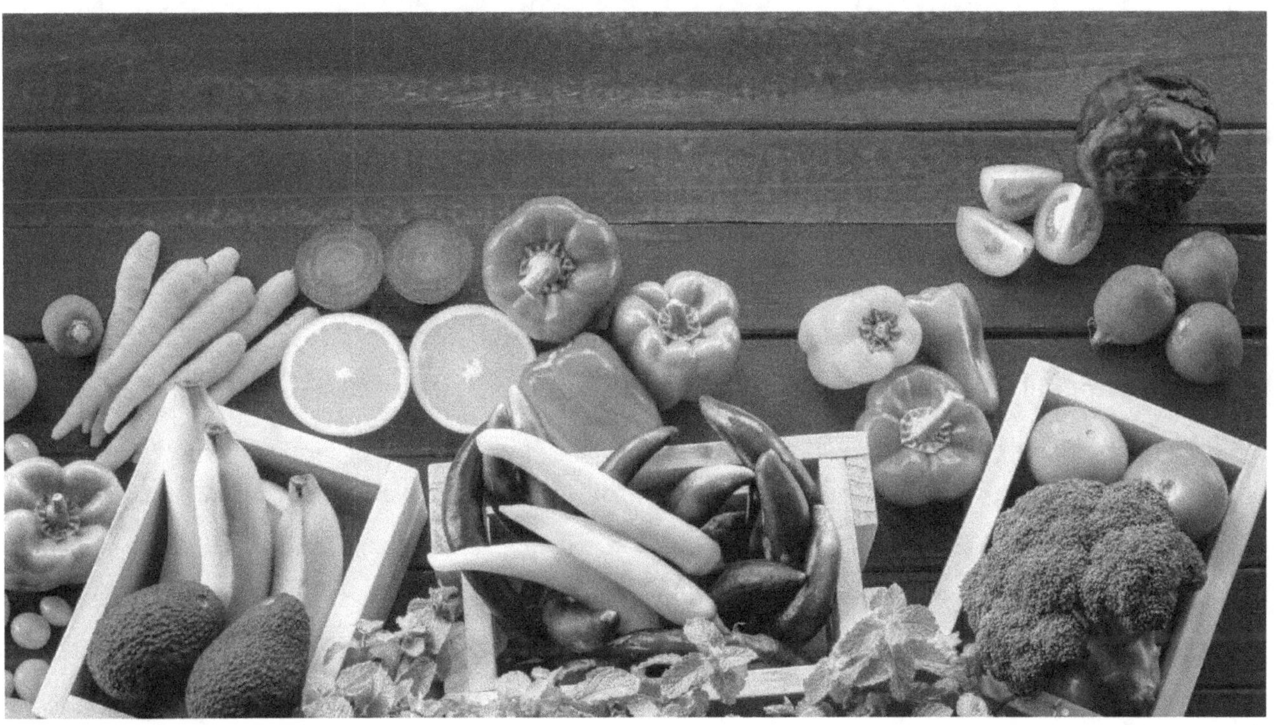

Natacha Cassias

Table des matières

Chapitre 1 : Petit-déjeuner

Petit-déjeuner Sauté

Temps de préparation : 20 minutes Temps de cuisson : 20 minutes Nombre de portions : 2

Ingrédients :

220 g de viande de bœuf hachée 1 cuillère à soupe de sauce tamari 2 poivrons hachés. 2 cuillères à café de poudre de piment 1 cuillère à café de piment en poudre 1 cuillère à soupe d'huile de coco Sel et poivre noir à volonté. Pour le chou chinois : 6 bottes de chou chinois, épluchées et hachées. 1 cuillère à café de gingembre râpé 1 cuillère à soupe d'huile de coco Sel au goût. Pour les œufs : 2 œufs 1 cuillère à soupe d'huile de coco

Directions :

Faites chauffer une poêle avec 1 cuillère à soupe d'huile de coco à feu moyen-élevé ; ajoutez le bœuf et les poivrons ; remuez et faites cuire pendant 10 minutes. Ajoutez le sel, le poivre, la sauce tamari, les flocons de piment et la poudre de piment ; remuez, faites cuire pendant encore 4 minutes et retirez du feu. Chauffez une autre poêle avec 1 cuillère à soupe d'huile à feu moyen ; ajoutez le chou ; remuez et faites cuire pendant 3 minutes. Ajoutez le sel et le gingembre ; remuez, faites cuire pendant 2 minutes supplémentaires et retirez du feu. Chauffez la troisième poêle avec 1 cuillère à soupe d'huile à feu moyen ; cassez les œufs et faites-les frire. Répartissez le mélange de bœuf et de poivrons dans 2 bols. Répartissez le chou et couvrez-le d'œufs.

La nutrition : Calories : 248 Cal Graisses : 14 g Fibres : 4 g Glucides : 10 g Protéines : 14 g

Smoothie à l'ananas

Temps de préparation : 10 minutes Temps de cuisson : 0 minute Portions : 2 portions

Ingrédients :

1 tasse d'ananas congelé 1 grosse banane mûre (pelée et coupée en tranches) ½ cuillère à soupe de gingembre frais (pelé et haché) ¼ cuillère à café de curcuma moulu 1 tasse de lait d'amande non sucré ½ tasse de jus de carotte frais 1 cuillère à soupe de jus de citron frais

Directions :

Placez tous les ingrédients dans un mixeur à vitesse maximale et mixez jusqu'à obtenir une purée. Transférer dans 2 verres et servir immédiatement.

La nutrition : Calories : 129, Lipides : 2,2g, Glucides : 28,5g, Sucres : 15g, Protéines : 1,9g, Sodium : 112mg

Œufs brouillés au curcuma

Temps de préparation: 10 minutes Temps de cuisson: 15 minutes Portions: 6

Ingrédients:

8 à 10 gros œufs, élevés au sol ½ tasse d'amandes non sucrées ou de lait de coco ½ cuillère à café de poudre de curcuma 1 cuillère à café de coriandre hachée ¼ cuillère à café de poivre noir Une pincée de sel

Les indications:

Préchauffez le four à 180 degrés. Graisser une casserole ou une poêle résistante à la chaleur. Dans un bol, fouettez l'œuf, le lait, le curcuma en poudre, le poivre noir et le sel. Versez le mélange d'œufs dans la poêle - Faites cuire dans les 15 minutes. Retirer, puis garnir de coriandre hachée sur le dessus.

Valeurs nutritionnelles :

Énergie 203 Matières grasses totales 16 g Glucides totaux 5 g Protéine 10g Sucre : 4 g Fibre : 1g Sodium : 303 mg

Gruau pour le petit déjeuner

Temps de préparation : Cinq minutes Temps de cuisson : 8 minutes Portions : 1

Ingrédients:

2/3 tasse de lait de coco 1 blanc d'œuf fermier ½ tasse d'avoine à cuisson rapide sans gluten ½ cuillère à café de poudre de curcuma ½ cuillère à café de cannelle ¼ cuillère à café de gingembre

Les indications:

Mettre le lait végétal dans une casserole et chauffer à feu moyen. Incorporer le blanc d'œuf et continuer à battre jusqu'à ce que le mélange devienne lisse. Mettez le reste des fixations et laissez cuire encore 3 minutes.

Valeurs nutritionnelles:

Énergie 395 Matières grasses totales 34 g Total glucides 19g Protéine 10g Sucre : 2 g Fibre : 3g Sodium : 76 mg

smoothie aux myrtilles

Temps de préparation: Cinq minutes Temps de cuisson: 0 minutes Portions: 1

Ingrédients:
1 tasse de lait d'amande 1 banane surgelée 1 tasse de myrtilles surgelées 2 poignées d'épinards 1 cuillère à soupe de beurre d'amande ¼ cuillère à café de cannelle ¼ cuillère à café de poivre de Cayenne 1 cuillère à café de poudre de maca

Les indications:
Mélangez le tout dans un mélangeur jusqu'à ce que le tout soit bien mélangé. Sers immédiatement.

Valeurs nutritionnelles:
Énergie 431 Matières grasses totales 21 g Total glucides 56 g Glucides nets 48 g Protéine 10g Sucre: 38 g Fibre: 8g Sodium: 201 mg

Porridge pour le petit déjeuner

Temps de préparation: 15 minutes Temps de cuisson: 0 minutes Portions: 1

Ingrédients:
6 cuillères à soupe de ricotta bio 3 cuillères à soupe de graines de lin 3 cuillères à soupe d'huile de lin 2 cuillères à soupe de beurre d'amande cru bio 1 cuillère à soupe de pulpe de coco bio 1 cuillère à soupe de miel cru ¼ tasse d'eau

Les indications:
Mélangez tous les ingrédients dans un bol. Mélanger jusqu'à l'obtention d'un mélange homogène. Mettre dans un bol et laisser refroidir avant de servir.

Valeurs nutritionnelles:
Énergie 632 Matières grasses totales 49 g Total glucides 32 g Glucides nets 26g Protéine 23g Sucre: 22 g Fibre: 6g Sodium: 265 mg

Omelette aux champignons au quinoa et aux asperges

Temps de préparation: Cinq minutes Temps de cuisson: 30 minutes Portions: 3

Ingrédients:

2 cuillères à soupe d'huile d'olive 1 tasse de champignons tranchés 1 tasse d'asperges, coupées en morceaux de 2 cm ½ tasse de tomate hachée 6 gros œufs fermiers 2 gros blancs d'œufs fermiers ¼ tasse de lait végétal 1 tasse de quinoa, cuit selon les instructions sur l'emballage 3 cuillères à soupe de basilic haché 1 cuillère à soupe de persil haché, garnir Sel et poivre au goût

Les indications:

Préchauffez le four à 180 degrés. Chauffer l'huile d'olive à feu moyen dans une poêle. Incorporer les champignons et les asperges, assaisonner de sel et de poivre au goût. Faire sauter pendant 7 minutes ou jusqu'à ce que les champignons et les asperges soient bien dorés. Ajouter les tomates et cuire encore 3 minutes. Mettre de côté. Pendant ce temps, mélangez les œufs, le blanc d'œuf et le lait dans un bol à mélanger. Mettre de côté. Mettre le quinoa dans un plat allant au four et garnir du mélange de légumes. Versez le mélange d'œufs. Cuire 20 minutes ou jusqu'à ce que les œufs se soient solidifiés.

Valeurs nutritionnelles:

Calories 450 Matières grasses totales 37 g Total glucides 17 g Glucides nets 14 g Protéine 12g Sucre: 2 g Fibre: 3g Sodium: 60 mg

Smoothie aux épinards et aux cerises

Temps de préparation: Cinq minutes Temps de cuisson: 0 minutes Portions: 1

Ingrédients:

1 tasse de kéfir nature 1 tasse de cerises surgelées, dénoyautées 1/2 tasse de jeunes pousses d'épinards ¼ tasse d'avocat mûr écrasé 1 cuillère à soupe de beurre d'amande 1 morceau de gingembre pelé (1 cm) 1 cuillère à café de graines de chia

Les indications:

Mettez tous les ingrédients dans un mixeur. Mélanger jusqu'à consistance lisse. Laisser refroidir au réfrigérateur avant de servir.

Valeurs nutritionnelles:

Calories 410 Matières grasses totales 20 g Total glucides 47 g Glucides nets 37 g Protéine 17g Sucre: 33 g Fibre: 10g Sodium: 169 mg

Porridge aux œufs

Temps de préparation : 14 minutes Temps de cuisson : 0 Nombre de portions : 2

Ingrédients :
2 œufs 2 cuillères à soupe de ghee (beurre clarifié) ; fondues 1/3 tasse de crème épaisse 1 cuillère à soupe de stevia Une pincée de cannelle moulue

Directions :
Dans un bol, mélangez les œufs avec le stevia et la crème double et battez bien. Chauffez une poêle avec du ghee à feu moyen-élevé ; ajoutez le mélange d'œufs et faites-le cuire jusqu'à ce qu'il soit pris. Transférer dans 2 bols, saupoudrer de cannelle et servir.

La nutrition : Calories : 340 Cal Graisses : 12 g Fibres : 10 ; Glucides : 3 g

Avoine avec des baies

Temps de préparation : 10 minutes Temps de cuisson : 30 minutes Portions : 4

Ingrédients :
1 tasse d'avoine en poudre   Une pincée de sel 3 tasses d'eau Pour les condiments : ½ tasse de baies de votre choix ¼ de tasse de noix ou de graines de votre choix, comme des amandes ou des graines de chanvre.

Directions :
Pour commencer, placez l'avoine dans une petite casserole et faites-la chauffer à feu moyen-élevé. À ce stade, faites-le griller pendant 3 minutes, en remuant fréquemment la poêle.   Versez ensuite l'eau dans la casserole et remuez bien. Laissez le mélange bouillir. Baissez le feu.   Laissez-les cuire pendant 23-25 minutes ou jusqu'à ce que l'avoine soit cuite et tendre.   Une fois cuit, transférez le mélange dans le bol de service et garnissez-le de baies et de graines.   Servez-la chaude ou froide.   Conseil : si vous le souhaitez, vous pouvez ajouter des édulcorants tels que du sirop d'érable, du sucre de coco ou de la stévia.

Nutrition : Calories : 118 Kcal Protéines : 4,1g Glucides : 16,5g Lipides : 4,4g

Smoothie aux épinards et à l'avocat

Temps de préparation : 5 minutes Temps de cuisson : 5 minutes Portions : 1

Ingrédients :

¼ d'un avocat   1 tasse de yaourt nature, sans graisse   2 cuillères à soupe d'eau   1 tasse d'épinards frais   1 cuillère à café de miel   1 banane, congelée

Directions :

Commencez à mixer tous les ingrédients nécessaires au smoothie dans un blender à haute vitesse jusqu'à ce qu'ils soient lisses et crémeux. Ensuite, transférez le mélange dans un verre de service.   Servez et appréciez.   Conseil : si vous ne préférez pas utiliser du yaourt, vous pouvez utiliser du lait d'amande non sucré.

La nutrition : Calories : 357 Kcal Protéines : 17,7 g Glucides : 57,8 g Lipides : 8,2 g

Gaufres

Temps de préparation : 20 minutes Temps de cuisson : 10 minutes Portions : 5

Ingrédients :

5 œufs ; séparés 110 g g de ghee (beurre clarifié) ; fondu 3 cuillères à soupe de lait d'amande 1 cuillère à café de levure chimique 4 cuillères à soupe de farine de coco 2 cuillères à café de vanille 3 cuillères à soupe de stevia

Directions :

Dans un bol, fouettez le blanc d'œuf avec le batteur. Dans un autre bol, mélangez la farine avec le stevia, la levure chimique et les jaunes d'œufs et battez bien. Ajoutez la vanille, le ghee et le lait et mélangez à nouveau. Ajoutez le blanc d'œuf et mélangez délicatement le tout. Versez une partie du mélange dans le gaufrier et faites cuire jusqu'à ce qu'il soit doré. Répétez l'opération avec le reste de la pâte et servez les gaufres immédiatement.

La nutrition : Calories : 240 Cal Graisses : 23 g Fibres : 2 g Glucides : 4 g Protéines : 7 g

Smoothie tropical aux carottes, gingembre et curcuma

Temps de préparation: Cinq minutes Temps de cuisson: 0 minutes Portions: 1

Ingrédients:

1 orange sanguine, pelée et épépinée 1 grosse carotte, pelée et hachée ½ tasse de morceaux de mangue surgelés 2/3 tasse d'eau de coco 1 cuillère à soupe de graines de chanvre crues ¾ cuillère à café de gingembre râpé 1 ½ cuillère à café de curcuma pelé et râpé Une pincée de poivre de Cayenne Une pincée de sel

Les indications:

Mélangez tous les éléments dans un mixeur jusqu'à obtenir un mélange homogène. Réfrigérer avant de servir.

Valeurs nutritionnelles:

Calories 259 Matières grasses totales 6 g Total glucides 51 g Glucides nets 40 g 7 g de protéines Sucre: 34 g Fibre: 11g Sodium: 225 mg

Pudding de chia au lait doré

Temps de préparation: 6 heures Temps de cuisson: 0 minutes Portions: 4

Ingrédients:

4 tasses de lait de coco 3 cuillères à soupe de miel 1 cuillère à café d'extrait de vanille 1 cuillère à café de curcuma moulu ½ cuillère à café de cannelle moulue ½ cuillère à café de gingembre moulu ¾ tasse de yogourt à la noix de coco ½ tasse de graines de chia 1 tasse de baies fraîches ¼ tasse de flocons de noix de coco grillés

Les indications:

Mélangez le lait de coco, le miel, l'extrait de vanille, le curcuma, la cannelle et le gingembre dans un bol. Ajoutez le yogourt à la noix de coco. Dans les bols, placez les graines de chia, les baies et les flocons de noix de coco. Versez le mélange de lait. Laisser refroidir au réfrigérateur pendant 6 heures.

Valeurs nutritionnelles:

Énergie 337 Matières grasses totales 11g Total glucides 51 g Protéine 10g Sucre: 29 g Fibre: 2g Sodium: 262 mg

Donuts protéinés au curcuma sans cuisson

Temps de préparation: 50 minutes Temps de cuisson: 0 minutes Portions: 8

Ingrédients:

1 ½ tasse de noix de cajou crues ½ tasse de dattes Medjool dénoyautées 1 cuillère à soupe de poudre de protéine de vanille ½ tasse de noix de coco râpée 2 cuillères à soupe de sirop d'érable ¼ cuillère à café d'extrait de vanille 1 cuillère à café de poudre de curcuma ¼ tasse de chocolat noir

Les indications:

Mélangez tous les éléments sauf le chocolat dans un robot culinaire. Mélanger jusqu'à consistance lisse. Rouler la pâte en 8 boules et les presser dans un moule à beignets en silicone. Laissez refroidir pendant 30 minutes. Pendant ce temps, réalisez l'enrobage de chocolat en faisant fondre le chocolat au bain-marie. Une fois les beignets solidifiés, retirez les beignets du moule et arrosez de chocolat.

Valeurs nutritionnelles:

Calories 320 Matières grasses totales 26g Total glucides 20 g 7 g de protéines Sucre: 9 g Fibre: 2g Sodium: 163 mg

Crêpes Choco-Nana

Temps de préparation: Cinq minutes Temps de cuisson: 6 minutes Portions: 2

Ingrédients:

2 grosses bananes, pelées et écrasées 2 gros œufs fermiers 3 cuillères à soupe de cacao en poudre 2 cuillères à soupe de beurre d'amande 1 cuillère à café d'extrait de vanille pure 1/8 cuillère à café de sel Huile de coco pour le graissage

Les indications:

Préchauffer une poêle à feu moyen-doux et graisser la poêle avec de l'huile de coco. Placer tous les ingrédients dans un robot culinaire et mélanger jusqu'à consistance lisse. Versez une pâte (environ ¼ tasse) sur la casserole et formez une crêpe. Cuire 3 minutes de chaque côté.

Valeurs nutritionnelles:

Calories 303 Matières grasses totales 17 g Total glucides 36 g 5g de protéines Sucre: 15 g Fibre: 5g Sodium: 108 mg

Barres déjeuner aux canneberges et patates douces

Temps de préparation: 10 minutes Temps de cuisson: 40 minutes Portions: 8

Ingrédients:
1 ½ tasse de purée de patates douces 2 cuillères à soupe d'huile de coco, dissoute 2 cuillères à soupe de sirop d'érable 2 œufs fermiers 1 tasse de farine d'amande 1/3 tasse de farine de noix de coco 1 ½ cuillère à café de bicarbonate de soude 1 tasse de bleuets frais, dénoyautés et hachés ¼ tasse d'eau

Les indications:
Préchauffez le four à 180 degrés. Graisser une plaque à pâtisserie avec de l'huile de coco. Mettre de côté. Mélanger la purée de patates douces, l'eau, l'huile de noix de coco, le sirop d'érable et les œufs dans un bol à mélanger. Dans un autre bol, tamisez la farine d'amande, la farine de noix de coco et le bicarbonate de soude. Mettez l'attache sèche sur l'attache humide. Mélanger. Placer dans la poêle et presser sur les canneberges. Cuire au four pendant 40 minutes ou jusqu'à ce qu'un cure-dent inséré au centre soit propre. Laisser reposer ou refroidir avant de le retirer de la poêle.

Valeurs nutritionnelles:
Calories 98 Matières grasses totales 6 g Total glucides 9 g Protéine 3g Sucre: 7 g Fibres: 0,5 g Sodium: 113 mg

Crêpes salées pour le petit-déjeuner

Temps de préparation: Cinq minutes Temps de cuisson: 6 minutes Portions: 4

Ingrédients:
½ tasse de farine d'amande ½ tasse de farine de tapioca 1 tasse de lait de coco ½ cuillère à café de poudre de piment ¼ cuillère à café de poudre de curcuma ½ oignon rouge, haché 1 poignée de feuilles de coriandre, hachées Environ 1 cm de gingembre râpé 1 cuillère à café de sel ¼ cuillère à café de poivre noir moulu

Les indications:
Mélangez toutes les fixations jusqu'à ce qu'elles soient bien mélangées dans un bol. Chauffer une poêle à feu doux et moyen et graisser avec de l'huile. Versez ¼ tasse de pâte sur la poêle et étalez le mélange pour faire une crêpe. Frire 3 minutes de chaque côté.

Valeurs nutritionnelles:
Calories 108 Matières grasses totales 2 g Total glucides 20 g 2g de protéines Sucre: 4 g Fibres: 0,5 g Sodium: 37 mg Potassium 95 mg

Œufs brouillés au saumon fumé

Temps de préparation: 10 minutes Temps de cuisson: 10 minutes Portions: 2

Ingrédients:
4 œufs 2 cuillères à soupe de lait de coco Ciboulette fraîche, hachée 4 tranches de saumon fumé sauvage, hachées Sel au goût

Les indications:
Battez l'œuf, le lait de coco et la ciboulette dans un bol. Graisser la poêle avec de l'huile et chauffer à feu moyen-doux. Mettez le mélange d'œufs dedans, puis remuez pendant la cuisson. Lorsque les œufs commencent à se déposer, ajoutez le saumon fumé et laissez cuire encore 2 minutes.

Valeurs nutritionnelles:
Énergie 349 Matières grasses totales 23 g Glucides totaux 3g Protéine 29g Sucre: 2 g Fibre: 2g Sodium: 466 mg

Smoothie framboise et pamplemousse

Temps de préparation: Cinq minutes Temps de cuisson: 0 minutes Portions: 1

Ingrédients:
Jus de 1 pamplemousse, fraîchement pressé 1 banane, pelée et coupée en tranches 1 tasse de framboises

Les indications:
Mélangez le tout dans un mélangeur jusqu'à consistance lisse. Réfrigérer avant de servir.

Valeurs nutritionnelles:
Énergie 381 Matières grasses totales 0,8 g Total glucides 96 g Glucides nets 85 g Protéine 4g Sucre: 61 g Fibre: 11g Sodium: 11 mg Potassium 848 mg

Burrito rapide

Temps de préparation : 10 minutes Temps de cuisson : 11 minutes Portions : 1

Ingrédients :

110 g de viande de bœuf hachée 1 cuillère à café de paprika doux 1 cuillère à café de cumin moulu 1 cuillère à café de poudre d'oignon 1 petit oignon rouge coupé en julienne 3 œufs 1 cuillère à café d'huile de coco 1 cuillère à café de poudre d'ail 1 cuillère à café de coriandre ; hachée. Sel et poivre noir à volonté.

Directions :

À feu moyen, chauffez une poêle à frire ; ajoutez le bœuf et faites-le dorer pendant quelques minutes. Ajoutez le sel, le poivre, le cumin, la poudre d'ail et d'oignon et le paprika ; remuez, faites cuire pendant 4 minutes supplémentaires et retirez du feu. Dans un bol, mélangez les œufs avec le sel et le poivre et battez bien. Chauffez une poêle avec de l'huile à feu moyen ; ajoutez l'œuf, répartissez-le uniformément et faites-le cuire pendant 6 minutes Transférez le burrito à l'œuf dans une assiette, répartissez le mélange de bœuf, ajoutez l'oignon et la coriandre, roulez-le et servez.

La nutrition : Calories : 280 Cal Graisses : 12 g Fibres : 4 g Glucides : 7 g Protéines : 14 g

Bol du matin

Temps de préparation : 5 minutes Temps de cuisson : 0 Portions : 1

Ingrédients :

1 tasse de lait de coco 1 cuillère à café de mile brut 1 cuillère à café de noix ; hachées. 1 cuillère à café de pistaches ; hachées. 1 cuillère à café d'amandes hachées. 1 cuillère à café de pignons crus 1 cuillère à café de graines de citrouille cru 2 cuillères à café de framboise 1 cuillères à café de noix de pecan hachées 1 cuillère à café de graines de tournesol cru

Directions :

Dans un bol, mélangez le lait et le miel. Ajouter les noix, les amandes, les pistaches, les graines de tournesol, les pignons et les pepitas. Remuer, garnir de framboises et servir.

La nutrition : Calories : 100 Cal Graisses : 2 g Fibres : 4 g Glucides : 5 g Protéines : 6 g

Tarte aux pommes et aux baies

Temps de préparation: 10 minutes Temps de cuisson: 20 minutes Portions: 2

Ingrédients:

• 240 g de framboises fraîches • 240 g de myrtilles fraîches • 475 g de pommes coupées en dés • 2 cuillères à soupe de sucre turbinado ou cassonade • 1/2 cuillère à café de cannelle moulue • 1 cuillère à café de zeste de citron • 2 cuillères à café de jus de citron • 1 1/2 cuillère à soupe de fécule de maïs Pour l'enrobage: • 1 gros blanc d'œuf 60 ml de lait de soja • 1/4 cuillère à café de sel • 1/2 cuillère à café de vanille • 1 1/2 cuillères à soupe de sucre turbinado ou de cassonade • Farine complète pour pâtisserie

Directions:

1. Préchauffer le four (175 C). 2. Enduisez légèrement 6 plaques à pâtisserie individuelles d'huile en aérosol. 3. Dans un bol, mélanger les framboises, les bleuets, les pommes, le sucre, la cannelle, le zeste de citron et le jus de citron. 3. Remuer pour bien mélanger. 4. Ajouter la fécule de maïs et remuer jusqu'à ce qu'elle soit dissoute. 5. Mettre les blancs d'œufs dans un bol et battre légèrement. 6. Ajouter le lait de soja, le sel, la vanille, le sucre et la farine. 7. Remuer pour bien mélanger. 8. Répartir uniformément le mélange de baies dans les assiettes préparées. 9. Verser le mélange sur chaque assiette. 10. Placer les cocottes dans un grand plat à gratin et mettre au four. 11. Cuire les baies jusqu'à ce qu'elles soient tendres et que la garniture soit dorée, environ 30 minutes. Servir chaud.

Nutrition: Calories: 136 - Gras trans: - 0 g Cholestérol: 0 mg - Sodium: 111 mg - Glucides totaux: 31 g - Fibres : 4 g - Sucres ajoutés: 7 g - Protéines: 3 g

Flocons d'avoine au chocolat et à la noix de coco

Temps de préparation : 5 minutes Temps de cuisson : 6 minutes Portions : 4

Ingrédients :

1 tasse d'avoine en poudre 1 boîte de lait de coco entier non sucré (375 g) 2 tasses d'eau ½ tasse de poudre de cacao ½ tasse d'érythritol 1/8 de cuillère à café de sel de mer

Directions :

Placez les flocons d'avoine, le lait de coco, l'eau, la poudre de cacao, l'érythritol et le sel dans le pot intérieur et remuez pour combiner le tout. Fixez le couvercle. Cliquez sur le bouton de cuisson manuelle ou sous pression et réglez la durée sur 6 minutes. Lorsque la minuterie émet un signal sonore, relâchez rapidement la pression jusqu'à ce que la valve à flotteur s'abaisse, puis relâchez le couvercle. Laissez les flocons d'avoine refroidir légèrement avant de les servir dans des bols.

La nutrition : Calories : 394, Lipides : 23g, Protéines : 11g, Sodium : 60mg Fibres : 7g, Glucides : 62g, Sucre : 0g

Burger de petit-déjeuner avec pains à l'avocat

Temps de préparation: 10 minutes Temps de cuisson: Cinq minutes Portions: 1

Ingrédients:

1 avocat mûr 1 œuf fermier 1 tranche d'oignon rouge 1 tranche de tomate 1 feuille de laitue Graines de sésame pour la garniture Sel au goût

Les indications:

Coupez l'avocat en deux. Il servira de sandwich. Mettre de côté. Graisser une poêle à feu moyen et faire revenir l'œuf côté ensoleillé pendant 5 minutes ou jusqu'à ce qu'il se solidifie. Assemblez le hamburger du petit-déjeuner en plaçant une moitié d'avocat sur le dessus avec l'œuf, l'oignon rouge, la tomate et la feuille de laitue. Garnir du reste du sandwich à l'avocat. Garnir de graines de sésame et assaisonner de sel.

Valeurs nutritionnelles:

Énergie 458 Matières grasses totales 39 g Total glucides 20 g Protéine 13g Sucre: 8 g Fibre: 14g

Omelette aux épinards et aux champignons

Temps de préparation: 3 minutes Temps de cuisson: 15 minutes Portions: 2

Ingrédients:

Huile d'olive, une cuillère à soupe + une cuillère à soupe Épinards, frais, hachés, une tasse et demie Oignon vert, un coupé en dés Œufs, trois Fromage feta, une once Champignons, boutons, cinq tranches Oignon rouge, coupé en dés, quart de tasse Les indications: Faire revenir les champignons, les oignons et les épinards pendant trois minutes dans une cuillère à soupe d'huile d'olive et réserver. Battez bien les œufs et faites-les cuire dans l'autre cuillère à soupe d'huile d'olive pendant trois à quatre minutes jusqu'à ce que les bords commencent à dorer. Saupoudrer tous les autres ingrédients sur la moitié de l'omelette et replier l'autre moitié sur les ingrédients sautés. Cuire 1 minute de chaque côté.

Valeurs nutritionnelles:

Énergie 337 graisse 25 grammes protéines 22 grammes glucides 5,4 grammes sucre 1,3 grammes fibre 1 gramme

Salade de petit-déjeuner le week-end

Temps de préparation: 30 minutes Temps de cuisson: 0 minutes Portions: 4

Ingrédients:

Œufs, quatre cuits durs Citron, un Roquette, dix tasses Quinoa, une tasse cuite et refroidie Huile d'olive, deux cuillères à soupe Aneth, haché, une demi-tasse Amandes, hachées, une tasse Avocat, un grand en fines tranches Concombre, haché, une demi-tasse Tomate, une grande coupe en quartiers

Les indications:

Mélangez le quinoa, le concombre, les tomates et la roquette. Assaisonnez légèrement ces ingrédients avec de l'huile d'olive, du sel et du poivre. Transférer et disposer l'œuf et l'avocat sur le dessus. Garnir chaque salade d'amandes et d'herbes. Assaisonnez avec le jus de citron.

Valeurs nutritionnelles:

Énergie 336 matières grasses 7,7 grammes protéines 12,3 grammes glucides 54,6 grammes sucre 5,5 grammes fibre 5,2 grammes

Kale Curcuma Scramble

Temps de préparation: Cinq minutes Temps de cuisson: 10 minutes Portions: 1

Ingrédients:

Huile d'olive, deux cuillères à soupe Chou frisé, déchiqueté, une demi-tasse Pousses, une demi-tasse Ail, haché, une cuillère à soupe Poivre noir, un quart de cuillère à café Curcuma, moulu, une cuillère à soupe Œufs, deux

Les indications:

Battez les œufs et ajoutez le curcuma, le poivre noir et l'ail. Faire revenir le chou dans l'huile d'olive à feu moyen pendant cinq minutes, puis verser cette pâte aux œufs dans la poêle avec le chou. Poursuivez la cuisson, en remuant souvent, jusqu'à ce que les œufs soient cuits. Compléter avec les pousses crues et servir.

Valeurs nutritionnelles:

Calories 137 matières grasses 8,4 grammes glucides 7,9 grammes fibre 4,8 grammes sucre 1,8 grammes protéines 13,2 grammes

Toast aux œufs de saumon pochés

Temps de préparation: 10 minutes Temps de cuisson: 4 minutes Portions: 2

Ingrédients:
Pain, deux tranches de seigle ou farine complète grillée Jus de citron, un quart de cuillère à café Avocat, deux cuillères à soupe de purée Poivre noir, un quart de cuillère à café Œufs, deux pochés Saumon, fumé, 120g Échalote, une cuillère à soupe tranchée finement Sel, un huitième de cuillère à café

Les indications:
Ajouter le jus de citron à l'avocat avec du poivre et du sel. Étalez l'avocat mélangé sur les tranches de pain grillé. Déposer le saumon fumé sur les toasts et garnir d'un œuf poché. Compléter avec l'échalote émincée.

Valeurs nutritionnelles:
Énergie 389 graisse 17,2 grammes protéines 33,5 grammes glucides 31,5 grammes sucre 1,3 grammes fibre 9,3 grammes

Muffins aux œufs avec feta et quinoa

Temps de préparation: 15 minutes Temps de cuisson: 30 minutes Portions: 12

Ingrédients:
Œufs, huit Tomates, hachées, une tasse Sel, un quart de cuillère à café Feta, une tasse Quinoa, une tasse cuite Huile d'olive, deux cuillères à café Origan, côtelette fraîche, une cuillère Olives noires, hachées, un quart de tasse Oignon, haché, un quart de tasse Jeunes épinards, hachés, deux tasses

Les indications:
Chauffer le four à 350. Arroser d'huile sur un moule à muffins avec douze tasses. Faites cuire les épinards, l'origan, les olives, l'oignon et les tomates pendant cinq minutes dans l'huile d'olive à feu moyen. Battez les œufs. Ajouter le mélange de légumes cuits aux œufs avec le fromage et le sel. Versez le mélange dans des moules à muffins. Faites cuire trente minutes. Ceux-ci resteront frais au réfrigérateur pendant deux jours. Pour manger, il suffit de l'envelopper dans une serviette en papier et de chauffer au micro-ondes pendant trente secondes.

Valeurs nutritionnelles:
Calories 113 glucides 5 grammes protéines 6 grammes graisse 7 grammes sucre 1 gramme

Pêches au miel de Ricotta aux amandes

Temps de préparation: 15 minutes Temps de cuisson: 0 minutes Portions: 6

Ingrédients:

Fromage cottage, lait écrémé, une tasse Miel, une cuillère à café Amandes, tranchées finement, une demi-tasse Extrait d'amande, un quart de cuillère à café Servir Pêches, tranchées, une tasse Pain, bagel complet ou pain grillé

Les indications:

Mélangez l'extrait d'amande, le miel, la ricotta et les amandes. Étalez une cuillère à soupe de ce mélange sur du pain grillé et recouvrez de pêches.

Valeurs nutritionnelles:

Énergie 230 protéines 9 grammes graisse 8 grammes glucides 37 grammes fibre 3 grammes sucre 34 grammes

Bol petit-déjeuner au quinoa

Temps de préparation: 30 minutes Temps de cuisson: 0 minutes Portions: 6

Ingrédients:

Quinoa, deux tasses cuites Œufs, douze Yaourt grec nature, quart de tasse Sel, une demi-cuillère à café Feta, une tasse Tomates cerises, un demi-litre coupé en deux Poivre noir, une cuillère à café Ail, haché, une cuillère à café Jeunes épinards, hachés, une tasse L'huile d'olive, une cuillère à café

Les indications:

Mélangez les œufs, le sel, le poivre, l'ail, l'oignon en poudre et le yogourt. Faites cuire les épinards et les tomates 5 minutes dans l'huile d'olive à feu moyen. Versez le mélange d'œufs et remuez jusqu'à ce que les œufs soient cuits. Incorporer le quinoa et le fromage feta jusqu'à ce qu'ils soient chauds. Il se conservera au réfrigérateur pendant deux ou trois jours.

Valeurs nutritionnelles:

Calories 340 graisse 7,3 grammes glucides 59,4 grammes fibre 6,2 grammes sucre 21,4 grammes protéines 10,5 grammes

Toast de saumon au fromage à la crème

Temps de préparation: 10 minutes Temps de cuisson: 2 minutes Portions: 2

Ingrédients:

Pain grillé complet ou de seigle, deux tranches Oignon rouge, haché finement, deux cuillères à soupe Fromage à la crème, faible en gras, deux cuillères à soupe Flocons de basilic, une demi-cuillère à café Roquette ou épinards, hachés, une demi-tasse Saumon fumé, deux onces

Les indications:

Faites griller le pain de blé. Mélangez le fromage à la crème et le basilic et étalez ce mélange sur le pain grillé. Ajouter le saumon, la roquette et l'oignon. Valeurs nutritionnelles: Calories 291 graisse 15,2 grammes glucides 17,8 grammes sucre 3 grammes

Gâteau aux carottes à l'avoine pendant la nuit

Temps de préparation: pendant la nuit (8-10 heures) Temps de cuisson: 1 minute Portions: 2

Ingrédients:

Lait de coco ou d'amande, une tasse Graines de chia, une cuillère à soupe Cannelle, moulue, une cuillère à café Raisins secs, une demi-tasse Fromage à la crème, faible en gras, deux cuillères à soupe à température ambiante Carotte, une grande pelure et râpé Miel, deux cuillères à soupe Vanille, une cuillère à café

Les indications:

Mélangez tous les articles énumérés et conservez-les dans un contenant réfrigéré pendant la nuit. Mangez froid le matin. Si vous choisissez de réchauffer, mettez-le au micro-ondes pendant une minute et mélangez bien avant de manger.

Valeurs nutritionnelles:

Calories 340 sucre 32 grammes protéines 8 grammes graisse 4 grammes fibre 9 grammes glucides 70 grammes

Smoothie aux fraises et kiwi

Temps de préparation: 10 minutes Temps de cuisson: 0 minutes Portions: 1

Ingrédients:

Kiwi, pelé et haché, un Fraises, fraîches ou surgelées, une demi-tasse hachée Lait, amandes ou noix de coco, une tasse Basilic, moulu, une cuillère à café Curcuma, une cuillère à café Banane, coupée en dés, une Poudre de graines de chia, un quart de tasse

Les indications:

Boire immédiatement après que tous les ingrédients ont été bien mélangés.

Valeurs nutritionnelles:

Calories 250 sucre 9,9 grammes graisse 1 gramme 34 grammes de glucides fibre 4,3 grammes

Omelette méditerranéenne

Temps de préparation: Cinq minutes Temps de cuisson: 20 minutes Portions: 6

Ingrédients:

Œufs, six Feta, émiettée, un quart de tasse Poivre noir, un quart de cuillère à café Huile, spray ou olive Origan, une cuillère à café Lait, amandes ou noix de coco, un quart de tasse Sel de mer, une cuillère à café Olives noires, hachées, un quart de tasse Olives vertes, hachées, un quart de tasse Tomates, coupées en dés, quart de tasse

Les indications:

Chauffez le four à 200 degrés. Graisser un plat allant au four de vingt par vingt centimètres. Mélangez le lait avec les œufs, puis ajoutez les autres ingrédients. Versez tout ce mélange dans la casserole et faites cuire au four pendant vingt minutes.

Valeurs nutritionnelles:

Calories 107 sucres 2 grammes graisse 7 grammes glucides 3 grammes protéines 7 grammes

Gruau à l'érable

Temps de préparation: Cinq minutes Temps de cuisson: 20 minutes Portions: 4

Ingrédients:
Arôme d'érable, une cuillère à café Cannelle, une cuillère à café Graines de tournesol, trois cuillères à soupe Noix de pécan, une demi-tasse hachée Flocons de noix de coco, non sucrés, quart de tasse Noix, une demi-tasse hachée Lait, amandes ou noix de coco, une demi-tasse Graines de chia, quatre cuillères à soupe

Les indications:
Écrasez les graines de tournesol, les noix et les pacanes dans un robot culinaire pour les émietter. Ou vous pouvez simplement mettre les noix dans un sac en plastique solide, envelopper le sac avec une serviette, le poser sur une surface solide et tapoter la serviette avec un marteau jusqu'à ce que les noix s'effondrent. Mélangez les noix hachées avec le reste des ingrédients et versez-les dans une grande casserole. Faites bouillir ce mélange à feu doux pendant trente minutes. Remuez souvent pour que le mélange ne colle pas au fond. Servir garni de fruits frais ou d'une pincée de cannelle si désiré.

Valeurs nutritionnelles:
Calories 374 glucides 3,2 grammes protéines 9,25 grammes matières grasses 34,59 grammes

Omelette aux tomates

Temps de préparation: 20 minutes Temps de cuisson: 8 minutes Portions: 1

Ingrédients:
Œufs, deux Basilic, frais, une demi-tasse Tomates cerises, une demi-tasse Poivre noir, une cuillère à café Fromage, tout type, quart de tasse haché Sel, une demi-cuillère à café Huile d'olive, deux cuillères à soupe

Les indications:
Coupez les tomates en quartiers. Faites-le frire dans l'huile d'olive pendant trois minutes. Réservez les tomates. Saler et poivrer les œufs dans un petit bol et bien battre. Versez le mélange d'œufs battus dans la poêle et utilisez une spatule pour travailler délicatement les bords sous l'omelette, en laissant les œufs frire sans bouger pendant trois minutes. Lorsque le centre du mélange d'œufs est encore liquide, ajoutez le basilic, les tomates et le fromage. Pliez l'omelette en deux sur elle-même. Cuire encore deux minutes et servir.

Valeurs nutritionnelles:
Énergie 342 glucides 8 grammes protéines 20 grammes graisse 25,3 grammes

Pudding de petit-déjeuner Chia

Temps de préparation: 3 minutes Temps de cuisson: 0 minutes Portions: 2

Ingrédients:

Graines de chia, quatre cuillères à soupe Beurre d'amande, une cuillère à soupe Lait de coco, trois quarts de tasse Cannelle, une cuillère à café Vanille, une cuillère à café Café froid, trois quarts de tasse

Les indications:

Mélangez bien toutes les attaches et versez-les dans un récipient adapté au réfrigérateur. Couvrir hermétiquement et réfrigérer toute la nuit.

Valeurs nutritionnelles:

Énergie 282 glucides 5 grammes protéines 5,9 grammes graisse 24 grammes

Pain doré à la mijoteuse

Temps de préparation: 15 minutes Temps de cuisson: 4 heures Portions: 9

Ingrédients:

2 œufs 2 blancs d'œufs 1 ½ lait d'amande ou 1% de lait 2 cuillères à soupe de miel cru 1/2 cuillère à café de cannelle 1 cuillère à café d'extrait de vanille 9 tranches de pain Remplir: 3 tasses de pommes (coupées en dés) 2 cuillères à soupe de miel cru 1 cuillère à soupe de jus de citron 1/2 cuillère à café de cannelle 1/3 tasse de pacanes

Les indications:

Mettez les six premiers articles dans un bol et mélangez. Graisser la mijoteuse avec un aérosol de cuisson antiadhésif. Mélanger tous les ingrédients de la garniture dans un petit bol et réserver. Bien enrober les morceaux de pomme dans la garniture. Coupez les tranches de pain en deux (triangle), puis mettez trois tranches de pomme avec un peu de garniture sur le fond. Disposez les tranches de pain et la garniture en suivant le même schéma. Mettez la pâte aux œufs sur les couches de pain et la garniture. Réglez le pot à haute puissance pendant 2,5 heures ou à puissance modérée pendant 4 heures.

Valeurs nutritionnelles:

Énergie: 227 Matières grasses totales: 7 g Glucides: 34 g Protéine: 9 g Sucre: 19 g 4g de fibres Sodium: 187 mg

Crockpot Banana Foster

Temps de préparation: 15 minutes Temps de cuisson: 2 heures Portions: 3

Ingrédients:
1 cuillère à soupe d'huile de coco fondue (non raffinée) 3 cuillères à soupe de miel 1/4 cuillère à café de cannelle Jus de ½ citron de taille moyenne 5 bananes (moyennes) Pour garnir: Noix concassé yaourt grec

Les indications:
Mettez les quatre premiers plats dans la mijoteuse et remuez. Coupez les bananes en deux et ajoutez-les au mélange dans la mijoteuse. Réglez une cuisson à faible puissance pendant 1h30 ou 2 heures. Servir avec des noix hachées ou du yogourt grec naturel.

Valeurs nutritionnelles:
Calories: 220 Matières grasses totales: 4 g Glucides: 56 g Protéine: 4 g Sucre: 36 g 4g de fibres Sodium: 4 mg Cholestérol: 0 mg

Bol de burrito au poulet et quinoa

Temps de préparation: 10 minutes Temps de cuisson: 5 heures Portions: 6

Ingrédients:
1 livre de cuisses de poulet (sans peau, désossées) 1 tasse de bouillon de poulet 1 boîte de tomates en dés (420g) 1 oignon (haché) 3 gousses d'ail (émincées) 2 cuillères à café de poudre de chili ½ cuillère à café de coriandre ½ cuillère à café d'ail en poudre 1 poivron (finement haché) 425 g de haricots pinto (égouttés) 1 ½ tasse de fromage cheddar (râpé)

Les indications:
Mélanger le poulet, les tomates, le bouillon, l'oignon, l'ail, le chili en poudre, l'ail en poudre, la coriandre et le sel. Mettez la casserole à feu doux. Retirez le poulet et coupez-le en morceaux avec une fourchette et un couteau. Remettre le poulet dans la mijoteuse et ajouter le quinoa et les haricots pinto. Réglez le pot à feu doux pendant 2 heures. Ajouter le fromage sur le dessus et poursuivre la cuisson en remuant doucement jusqu'à ce que le fromage fonde. Servir.

Valeurs nutritionnelles:
Calories: 144 mg Matières grasses totales: 39 g Glucides: 68 g Protéines: 59 g Sucre: 8 g Fibre 17g Sodium: 756 mg Cholestérol: 144 mg

Gruau à la banane et aux bleuets aux noisettes

Temps de préparation: 10 minutes Temps de cuisson: 2 heures Portions: 6

Ingrédients:

2 tasses roulées manger 1/4 tasse d'amandes (grillées) 1/4 tasse de noix 1/4 tasse de pacanes 2 cuillères à soupe de graines de lin moulues 1 cuillère à café de gingembre moulu 1 cuillère à café de cannelle 1/4 cuillère à café de sel de mer 2 cuillères à soupe de sucre de coco ½ cuillère à café de levure chimique 2 tasses de lait 2 bananes 1 tasse de myrtilles fraîches 1 cuillère à soupe de sirop d'érable 1 cuillère à café d'extrait de vanille 1 cuillère à soupe de beurre fondu Yaourt à servir

Les indications:

Dans un grand bol, ajoutez les noix, les graines de lin, la poudre à pâte, les épices et le sucre de coco et mélangez. Dans un autre bol, battre les œufs, le lait, le sirop d'érable et l'extrait de vanille. Coupez les bananes en deux et placez-les dans la mijoteuse avec les myrtilles. Ajouter le mélange d'avoine et verser le mélange de lait dessus. Assaisonner de beurre fondu, Faites cuire la mijoteuse à feu doux pendant 4 heures ou à feu vif pendant 4 heures. Cuire jusqu'à ce que le liquide soit absorbé et que l'avoine soit dorée. Servir chaud et garnir de yogourt grec naturel.

Valeurs nutritionnelles:

Calories: 346 mg Matières grasses totales: 15 g Glucides: 45 g Protéines: 11 g Sucre: 17 g 7g de fibres Sodium: 145 mg Cholestérol: 39 mg

Pommes à la cannelle cuites à la vapeur à la mijoteuse

Temps de préparation: 15 minutes Temps de cuisson: 4 heures Portions: 6

Ingrédients:

8 pommes (pelées, évidées) 2 cuillères à café de jus de citron 2 cuillères à café de cannelle ½ cuillère à café de muscade ¼ tasse de sucre de coco Les indications: Placez tous les articles dans la mijoteuse. Réglez la mijoteuse à feu doux pendant 3 à 4 heures. Cuire jusqu'à ce que les pommes soient tendres. Servir.

Valeurs nutritionnelles:

Énergie: 136 Matières grasses totales: 0 g Glucides: 36 g Protéine: 1 g Sucre: 26 g 5g de fibres Sodium: 6 mg Cholestérol: 0 mg

Riz aux carottes aux œufs brouillés

Temps de préparation: 15 minutes Temps de cuisson: 3 heures Portions: 3

Ingrédients:

Pour la sauce soja douce Tamari
3 cuillères à soupe de sauce tamari (sans gluten) 1 cuillère à soupe d'eau 2-3 cuillères à soupe de mélasse
Pour les mélanges épicés
3 gousses d'ail 1 petite échalote (tranchée) 2 longs piments rouges Une pincée de gingembre moulu
Pour le riz aux carottes:
2 cuillères à soupe d'huile de sésame 5 oeufs 4 grosses carottes 230g de saucisse (poulet ou tout type - sans gluten et hachée). 1 cuillère à soupe de sauce soja sucrée 1 tasse de germes de soja 1/2 tasse de brocoli en dés Sel et poivre au goût
Pour garnir:
Coriandre Sauce piquante asiatique graines de sésame

Les indications:

Pour la sauce:
Dans une casserole, faites bouillir la mélasse, l'eau et le tamari à feu vif. Baisser le feu après l'ébullition de la sauce et cuire jusqu'à ce que la mélasse soit complètement dissoute. Mettez la sauce dans un autre bol.
Pour le riz aux carottes:
Dans un bol, mélanger le gingembre, l'ail, l'oignon et les piments rouges. Pour faire du riz aux carottes, tordez les carottes en spirale. Mélangez les carottes en spirale dans un robot culinaire. Couper le brocoli en cubes en morceaux Ajouter la saucisse, les carottes, le brocoli et les germes de soja au bol d'oignon, de gingembre, d'ail et de piment. Ajouter le mélange de légumes épicés et la sauce tamari dans la mijoteuse. Réglez le pot sur haut pendant 3 heures ou bas pendant 6 heures. Mélangez deux œufs dans une poêle antiadhésive. Servir le riz aux carottes et ajouter les œufs brouillés sur le dessus. Garnir de graines de sésame, de sauce piquante asiatique et de coriandre.

Valeurs nutritionnelles:
Calories: 230 mg Matières grasses totales: 13,7 g Glucides: 15,9 g Protéines: 12,2 g Sucre: 8 g Fibres 4,4 g Sodium: 1060 mg Cholestérol: 239 mg.

Casserole d'œufs aux légumes racines

Temps de préparation : 10 minutes Temps de cuisson : 29 minutes Portions : 4

Ingrédients :

1 cuillère à soupe d'huile d'avocat 1 petit oignon jaune, pelé et coupé en dés 1 petit navet, pelé e coupé en dés 1 panais moyen, pelé et couper en dés 2 petites carottes, pelées et coupées en dés 1 cuillère à café de sel kosher 8 gros œufs 1 cuillère à soupe de jus de citron 1 cuillère à soupe de feuilles de thym frais

Directions :

Ajoutez l'huile dans le pot intérieur et cliquez sur le bouton Sauté. Laissez l'huile chauffer pendant 1 minute, puis ajoutez l'oignon, le navet, le panais, les carottes et le sel. Faites cuire jusqu'à ce que les légumes ramollissent, 10 minutes. Cliquez sur le bouton Annuler. Dans un bol de taille moyenne, fouettez ensemble les œufs et le jus de citron. Ajouter le thym et le mélange de légumes et remuer pour tout mélanger. Vaporisez l'intérieur d'un bol en verre de 7 tasses avec de l'aérosol de cuisson. Transférez le mélange d'œufs dans le bol. Ajoutez 1 tasse d'eau dans la marmite intérieure et placez le panier vapeur. Placez le bol sur le dessus du panier vapeur. Fixez le couvercle. Cliquez sur le bouton de cuisson manuelle ou sous pression et réglez la durée à 18 minutes. Lorsque la minuterie émet un signal sonore, relâchez rapidement la pression jusqu'à ce que la valve à flotteur s'abaisse, puis relâchez le couvercle. Retirez le bol de la poêle et laissez-le refroidir 5 minutes avant de le couper en tranches et de le servir.

La nutrition : Calories : 221, Lipides : 12g, Protéines : 14g, Sodium : 754mg Fibres : 3g, Glucides : 12g, Sucre : 5g

Œuf à l'avocat

Temps de préparation : 5 minutes Temps de cuisson : 20 minutes Portions : 1

Ingrédients :

2 avocats mûrs 4 œufs Sel Poivre, au goût

Directions :

Préchauffez le four à 180 degrés. Coupez l'avocat en tranches et retirez les graines. Cassez un œuf dans la dépression de l'avocat où se trouve la graine. Sel et poivre au goût. Faites cuire au four pendant 20 minutes. Servez et appréciez !

La nutrition : Calories : 290 Graisses : 24g Glucides : 10g Protéines : 11g

Casserole d'œufs au chou noir

Temps de préparation : 10 minutes Temps de cuisson : 17 minutes Portions : 6

Ingrédients :

1 cuillère à soupe d'huile d'avocat 1 petit oignon jaune, pelé et haché 5 grandes feuilles de chou frisé, équeutées et hachées finement 1 g d'ail en dés 2 cuillères à soupe de jus de citron ½ cuillère à café de sel, divisée 9 gros œufs 2 cuillères à soupe d'eau 1½ cuillère à café de romarin séché 1 cuillère à café d'origan séché ¼ cuillère à café de poivre noir ½ tasse de levure alimentaire

Directions :

Ajoutez l'huile dans la poêle, cliquez sur le bouton Sauté et faites chauffer l'huile pendant 1 minute. Ajouter l'oignon et faire frire 2 minutes jusqu'à ce qu'il soit ramolli. Ajoutez le chou, l'ail, le jus de citron et ¼ de cuillère à café de sel. Remuez et faites cuire pendant encore 2 minutes. Cliquez sur le bouton Annuler. Pendant ce temps, dans un bol moyen, mélangez au fouet les œufs, l'eau, le romarin, l'origan, ¼ de cuillère à café de sel, le poivre et la levure chimique. Ajoutez le mélange d'oignons et de choux au mélange d'œufs et remuez pour tout mélanger. Rincez la marmite intérieure, ajoutez 2 tasses d'eau et placez-y un panier vapeur. Vaporiser un moule à charnière de 7 pouces d'aérosol de cuisson. Transférer le mélange d'œufs dans le moule de cuisson. Placez le cuiseur sur le panier vapeur et fixez le couvercle. Cliquez sur le bouton de cuisson manuelle ou sous pression et réglez la durée à 12 minutes. Lorsque la minuterie émet un signal sonore, relâchez rapidement la pression jusqu'à ce que la valve à flotteur s'abaisse, puis relâchez le couvercle. Retirez le moule de la poêle et laissez-le refroidir 5 minutes avant de le couper en tranches et de le servir.

La nutrition : Calories : 157, Lipides : 9g, Protéines : 13g, Sodium : 311mg Fibres : 2g, Glucides : 5g, Sucre : 1g

Omelette aux herbes et à l'avocat

Temps de préparation : 2 minutes Temps de cuisson : 10 minutes Nombre de portions : 2

Ingrédients :

3 grands œufs de libre élevage ½ avocat moyen, tranché ½ tasse d'amandes trachées Sel et poivre au goût

Directions :

Prenez une poêle antiadhésive et placez-la sur un feu moyen-élevé. Prenez un bol et ajoutez les œufs en les battant. Versez dans la poêle et faites cuire pendant 1 minute. Baissez la flamme à feu doux et laissez cuire pendant 4 minutes. Garnissez l'omelette avec les amandes et l'avocat. Saupoudrer de sel et de poivre et servir. Amusez-vous bien !

La nutrition : Calories : 193 Lipides : 15g Glucides : 5g Protéines : 10g

Petit-déjeuner au tofu

Temps de préparation: 40 minutes Temps de cuisson: 20 minutes Portions: 4

Ingrédients:
2 cuillères à café d'huile de sésame grillé 1 cuillère à café de vinaigre de riz 2 cuillères à soupe de sauce soja à teneur réduite en sodium ½ cuillère à café d'oignon en poudre 1 cuillère à café d'ail en poudre 1 bloc de tofu, coupé en cubes 1 cuillère à soupe de fécule de pomme de terre

Les indications:
Dans un bol, mélanger tous les ingrédients sauf le tofu et la fécule de pomme de terre. Bien mélanger. Ajoutez le tofu dans le bol. Laisser mariner 30 minutes. Saupoudrez le tofu de fécule de pomme de terre. Ajoutez le tofu dans le panier de la friteuse à air. Frire à l'air à 180 degrés pendant 20 minutes, en secouant à mi-cuisson.

Valeurs nutritionnelles:
Énergie: 177 Glucides: 17 g Lipides: 7 g Protéines: 13 g

Petit-déjeuner omelette

Temps de préparation: 15 minutes Temps de cuisson: 20 minutes Portions: 2

Ingrédients:
1 oignon haché 2 cuillères à soupe de poivron rouge, haché ¼ livre de saucisse de dinde pour déjeuner, cuite et émiettée 3 œufs battus Une pincée de poivre de Cayenne

Les indications:
Mélangez tous les ingrédients dans un bol. Versez dans une petite casserole. Ajoutez la casserole au panier de la friteuse à air. Faites cuire dans la friteuse à air pendant 20 minutes.

Valeurs nutritionnelles:
Énergie: 207 Glucides: 12 g Lipides: 11 g Protéine: 12 g

Pommes de terre du petit déjeuner

Temps de préparation: Cinq minutes Temps de cuisson: 15 minutes Portions: 2

Ingrédients:
5 pommes de terre, coupées en cubes 1 cuillère à soupe d'huile ½ cuillère à café d'ail en poudre ¼ cuillère à café de poivre ½ cuillère à café de paprika fumé

Les indications:
Chauffez votre friteuse à air à 200 degrés pendant 5 minutes. Mélangez les pommes de terre dans l'huile. Assaisonner avec la poudre d'ail, le poivre et le paprika. Ajoutez les pommes de terre dans le panier de la friteuse à air. Faites cuire pendant 15 minutes.

Valeurs nutritionnelles:
Calories: 121 Glucides: 19 g Lipides: 4 g Protéine: 2 g

Le petit déjeuner omelette

Temps de préparation: Cinq minutes Temps de cuisson: 10 minutes Portions: 2

Ingrédients:
2 œufs battus 1 oignon vert, tige, haché ½ tasse de champignons, tranchés 1 poivron rouge, coupé en dés 1 cuillère à café de vinaigrette aux herbes

Les indications:
Battez les œufs dans un bol. Incorporez le reste des ingrédients. Versez le mélange d'œufs dans une petite casserole. Ajoutez la casserole au panier de la friteuse à air. Cuire dans le panier de la friteuse à air à 180 degrés pendant 10 minutes.

Valeurs nutritionnelles:
Énergie: 210 Glucides: 5 g Lipides: 14 g Protéine: 15 g

Biscuits farcis au petit déjeuner

Temps de préparation: 35 minutes Temps de cuisson: 30 minutes Portions: dix

Ingrédients:

1 cuillère à soupe d'huile végétale ¼ livre de saucisse de dinde 2 œufs battus Poivre au besoin 280g de biscuits réfrigérés Aérosol de cuisson

Les indications:

Chauffer l'huile dans une poêle moyenne et cuire la saucisse pendant 5 minutes. Transférer dans un bol et réserver. Faites frire les œufs dans une poêle, puis assaisonnez de poivre. Ajoutez les œufs dans le bol avec la saucisse. Placez la pâte à biscuits dans la friteuse à air. Garnir chacun avec le mélange d'œufs et de saucisses. Pliez et scellez. Vaporisez d'huile. Cuire dans la friteuse à air à 140 degrés pendant 8 minutes. Retourner et cuire encore 7 minutes. Servir.

Valeurs nutritionnelles:

Calories: 98 Glucides: 0 g Lipides: 0 g Protéine: 0 g

Petit-déjeuner en bateau à l'avocat

Temps de préparation: 40 minutes Temps de cuisson: 7 minutes Portions: 2

Ingrédients:

2 avocats, coupés en deux et dénoyautés ¼ d'oignon haché 2 tomates, hachées 1 poivron haché 2 cuillères à soupe de coriandre hachée Poivre au besoin 4 œufs

Les indications:

Hachez la pulpe d'avocat. Mettez dans un bol. Incorporer le reste de la fixation sauf les œufs. Réfrigérer 30 minutes. Cassez l'œuf sur la coque de l'avocat. Chauffez la friteuse à air à 180 degrés. Faire frire à l'air pendant 7 minutes. Garnir de salsa à l'avocat.

Valeurs nutritionnelles:

Énergie: 458 Glucides: 14 g Lipides: 38 g Protéine: 20 g

Casserole de petit-déjeuner

Temps de préparation: 10 minutes Temps de cuisson: 10 minutes Portions: 4

Ingrédients:

450g de pommes de terre frites 450g de saucisse maigre à déjeuner, émiettée 1 oignon jaune, haché 1 poivron rouge, haché 1 poivron jaune, haché 1 poivron vert, haché Poivre au besoin

Les indications:

Placez les pommes de terre rissolées dans le panier de la friteuse à air. Complet avec saucisse et légumes. Frire à l'air à 180 degrés pendant 10 minutes. Assaisonner de poivre.

Valeurs nutritionnelles:

Énergie: 329 Glucides: 9 g Lipides: 8 g Protéines: 21 g

Patates douces hachées

Temps de préparation: 10 minutes Temps de cuisson: 15 minutes Portions: 6

Ingrédients:

2 patates douces, coupées en dés 2 cuillères à soupe d'huile d'olive 1 cuillère à soupe de paprika
1 cuillère à café d'herbe d'aneth séchée Poivre au besoin

Les indications:

Chauffez votre friteuse à air à 200 degrés. Mélangez tous les ingrédients dans un bol. Transférer dans votre friteuse à air. Cuire 15 minutes en remuant toutes les 5 minutes.

Valeurs nutritionnelles:

Énergie: 176 Glucides: 13 g Lipides: 6 g Protéine: 15 g

Shakshuka verte

Temps de préparation: 20 minutes Temps de cuisson: 25 minutes Portions: 4

Ingrédients:

2 cuillères à soupe d'huile d'olive extra vierge 1 oignon, haché 2 gousses d'ail émincées 1 piment jalapeño, épépiné et haché 1 livre d'épinards (décongelés s'ils sont congelés) 1 cuillère à café de cumin séché ¾ cuillère à café de coriandre Sel et poivre noir fraîchement moulu 2 cuillères à soupe de harissa ½ tasse de bouillon de légumes 8 gros œufs Persil frais haché, juste assez pour servir Coriandre fraîche hachée, juste assez pour servir Flocons de piment, juste assez pour servir

Les indications:

Préchauffer le four à 180 ° C. Chauffer l'huile d'olive dans une grande poêle allant au four à feu moyen. Ajouter l'oignon et faire revenir 4 à 5 minutes. Incorporer l'ail et le piment jalapeño, puis faire sauter 1 minute de plus jusqu'à ce que ce soit parfumé. Ajouter les épinards et cuire jusqu'à ce qu'ils soient complètement fanés s'ils sont frais, 4 à 5 minutes ou 1 à 2 minutes s'ils sont décongelés après avoir été congelés, jusqu'à ce qu'ils soient chauds. Assaisonner avec le cumin, le poivre, la coriandre, le sel et la harissa. Cuire environ 1 minute, jusqu'à ce qu'il devienne parfumé. Réduisez le mélange en purée dans un bol de robot culinaire ou un mélangeur et mélangez jusqu'à l'obtention d'une consistance grossière. Ajouter le bouillon et réduire en purée jusqu'à consistance lisse et épaisse. Nettoyez la casserole et vaporisez-la d'un aérosol de cuisson antiadhésif. Versez le mélange d'épinards dans la casserole et faites huit puits circulaires avec une cuillère en bois. Cassez doucement les œufs dans les tubes. Mettez la casserole au four et faites cuire pendant 20-25 minutes jusqu'à ce que les blancs d'œufs soient complètement durcis, mais les jaunes sont encore un peu gélatineux. Saupoudrer de persil, de coriandre et de flocons de piment rouge sur la shakshuka, au goût. Sers immédiatement.

Valeurs nutritionnelles:

251 calories 17 g de matières grasses 10 g de glucides 17 g de protéines 3 g de sucres

5 minutes de lait doré

Temps de préparation: Cinq minutes Temps de cuisson: 4 minutes Portions: 1

Ingrédients:

1 1/2 tasse de lait de coco léger 1 1/2 tasse de lait d'amande non sucré 1 1/2 cuillère à café de curcuma moulu 1/4 cuillère à café de gingembre moulu 1 bâton de cannelle entier 1 cuillère à soupe d'huile de coco 1 pincée de poivre noir moulu Édulcorant de votre choix (c.-à-d. Sucre de coco, sirop d'érable ou stévia au goût)

Les indications:

Ajoutez le lait de coco, le curcuma moulu, le lait d'amande, le gingembre moulu, le bâton de cannelle, l'huile de coco, le poivre noir et votre édulcorant préféré dans une petite casserole. Fouetter pour mélanger à feu moyen et chauffer. Chauffer au toucher jusqu'à ce qu'il soit chaud mais ne pas bouillir - environ 4 minutes - en fouettant régulièrement. Éteignez le feu et goûtez pour changer la saveur. Pour des épices et une saveur forte, ajoutez plus d'édulcorant au goût, ou plus de curcuma ou de gingembre. Servir immédiatement, diviser dans deux verres et laisser le bâton de cannelle derrière. Mieux frais, même si les restes peuvent être conservés 2 à 3 jours au réfrigérateur. Chauffez à température sur la plaque de cuisson ou au micro-ondes.

Valeurs nutritionnelles:

Énergie: 205 Lipides: 19,5 g Sodium: 161 mg Glucides: 8,9 g Fibres: 1,1 g Protéines: 3,2 g

Flocons d'avoine non moulus avec kéfir et baies

Temps de préparation: 15 minutes Temps de cuisson: 30 minutes Portions: 4

Ingrédients:

Pour l'avoine: 1 tasse de flocons d'avoine non moulus 3 tasses d'eau pincée de sel Pour garnir Facultatif: fruits / baies frais ou surgelés une poignée d'amandes tranchées, de graines de chanvre, de pépites ou d'autres noix / graines kéfir non sucré, fait maison / acheté en magasin un filet de sirop d'érable, une pincée de sucre de coco, quelques gouttes de stevia ou tout autre édulcorant que vous aimez, au goût

Les indications:

Ajouter / placer les flocons d'avoine dans une petite casserole à feu moyen-vif. Faire griller la poêle, souvent remuer ou secouer, pendant 2-3 minutes. Ajouter l'eau et porter à ébullition. Baisser le feu et laisser cuire environ 25 minutes, ou jusqu'à ce que l'avoine soit suffisamment tendre. Servir avec des baies, des noix / graines, un soupçon de kéfir et tout édulcorant de votre choix, au goût. Creuser !

Valeurs nutritionnelles:

Calories: 150 Glucides: 27 g Lipides: 3 g Protéine: 4 g

Recette de muffins à la rhubarbe, au gingembre et aux pommes

Temps de préparation: 15 minutes Temps de cuisson: 30 minutes Portions: 8

Ingrédients:

1/2 cuillère à café de cannelle moulue 1/2 cuillère à café de gingembre moulu une pincée de sel 1/2 tasse de farine d'amande (amandes moulues) 1/4 tasse de sucre brut non raffiné 2 cuillères à soupe de gingembre confit finement haché 1 cuillère à soupe de farine de lin moulu 1/2 tasse de farine de sarrasin 1/4 tasse de farine de riz brun fin 60 ml d'huile d'olive 1 gros œuf fermier 1 cuillère à café d'extrait de vanille 2 cuillères à soupe de semoule de maïs biologique ou véritable 2 cuillères à café de levure chimique sans gluten 1 tasse de rhubarbe finement tranchée 1 petite pomme, pelée et coupée en dés 95 ml (1/3 tasse + 1 cuillère à soupe) de riz ou de lait d'amande

Les indications:

Préchauffer le four à 180 ° C. Graisser ou tapisser 8 moules à muffins 1/3 tasse (80 ml) avec un couvercle en papier. Dans un bol moyen, mettez la farine d'amande, le gingembre, le sucre et les graines de lin. Tamisez la levure, la farine et les épices, puis mélangez uniformément. Dans le mélange de farine, mélanger avec la rhubarbe et la pomme pour enrober. Fouetter le lait, le sucre, l'œuf et la vanille dans un autre petit bol avant de les verser dans le mélange sec et remuer jusqu'à homogénéité. Répartir la pâte uniformément dans les moules / gobelets en papier et cuire au four de 20 à 25 minutes ou jusqu'à ce qu'elle lève, dorée sur les bords. Retirer, puis réserver pendant 5 minutes avant de transférer sur une grille pour refroidir davantage. Mangez chaud ou à température ambiante.

Valeurs nutritionnelles:

Calories: 38 Glucides: 9 g Lipides: 0 g Protéine: 0 g

Omelette aux champignons et aux épinards

Temps de préparation: 15 minutes Temps de cuisson: 30 minutes Portions: 4

Ingrédients:

6 œufs 60 ml de lait 3 cuillères à soupe (45 ml) de beurre 2 tasses (500 ml) de jeunes épinards Sel et poivre 1 tasse de fromage cheddar râpé 1 oignon, tranché finement 120 g de champignons de Paris, tranchés

Les indications:

Préchauffer le four à 180 ° C (350 ° F), avec la grille au centre. Graisser un plat de cuisson carré de 20 cm. Mettre à part. Mélangez les œufs et le lait dans un grand bol avec un fouet. Incorporer le fromage. Assaisonner de poivre et de sel. Mettez le bol de côté. Cuire l'oignon, puis les champignons dans le beurre à feu moyen dans une grande poêle antiadhésive. Assaisonner de poivre et de sel. Ajouter les épinards, puis cuire 1 minute environ en remuant constamment. Versez le mélange de champignons dans un mélange d'œufs. Retirer et verser dans un plat allant au four. Cuire l'omelette environ 25 minutes ou jusqu'à ce qu'elle soit dorée et légèrement gonflée. Coupez l'omelette en quatre carrés et retirez-la du plateau avec une spatule. Placez-les sur une assiette et le tour est joué, ils sont prêts à servir chauds ou froids.

Valeurs nutritionnelles:

Calories: 123 Glucides: 4 g Lipides: 5 g Protéine: 15 g

Poudre de pomme de terre et de protéines Lively Paleo

Temps de préparation: 8 minutes Temps de cuisson: 0 minutes Portions: 1

Ingrédients:

1 petite patate douce, précuite et farcie 1 cuillère à soupe de poudre de protéines 1 petite banane, coupée en tranches ¼ tasse de myrtilles ¼ tasse de framboises Garnitures de votre choix: éclats de cacao, graines de chia, cœurs de chanvre, beurre de noix / graines préféré (facultatif)

Les indications:

Dans un petit bol de service, écraser la patate douce avec une fourchette. Ajoutez la poudre de protéine. Bien mélanger jusqu'à ce qu'il soit complètement fondu. Disposer les tranches de banane, les myrtilles et les framboises sur le dessus du mélange. Décorez avec les garnitures désirées. Vous pouvez savourer ce petit déjeuner, froid ou chaud.

Valeurs nutritionnelles:

Calories: 302 Lipides: 10 g Protéines: 15,3 g Sodium: 65 mg Glucides totaux: 46,7 g

Crêpes sans gluten

Temps de préparation: 15 minutes Temps de cuisson: 30 minutes Portions: dix

Ingrédients:

Option 1 Préparez des crêpes avec un mélange de gaufres et crêpes sans gluten et sans gomme 3 cuillères à soupe de sucre 1 1/2 tasse de mélange à crêpes sans gluten 1 tasse d'eau froide 2 œufs 2 cuillères à soupe de beurre fondu Option 2 Préparez des crêpes en utilisant votre mélange de farine sans gluten et sans gomme préféré: 2 cuillères à soupe de beurre fondu 3 cuillères à soupe de sucre 1 tasse d'eau froide 2 cuillères à soupe d'eau froide 2 œufs 1 1/2 tasse de farine sans gluten 1/2 cuillère à café de levure chimique sans gluten ou mélanger à parts égales de bicarbonate de soude et de crème de tartre 1/2 cuillère à café d'extrait de vanille

Les indications:

Dans un grand bol, mélanger tous les ingrédients de la crêpe et fouetter le mélange jusqu'à ce que les grumeaux soient dissous. Laisser reposer le mélange à température ambiante pendant environ 15 minutes. Après 15 minutes, il épaissira. Faites très bien chauffer la casserole, vaporisez-la d'huile en aérosol et versez une petite quantité de pâte dans la casserole à l'aide d'une cuillère à soupe ou 1/4 cuillère en secouant la casserole sur le côté. Laissez cuire cette fine couche de pâte à crêpe pendant 1, 2 ou 3 minutes, puis retournez la crêpe de l'autre côté et laissez cuire encore une minute.

Valeurs nutritionnelles:

Calories: 100 Glucides: 14 g Lipides: 4 g Protéine: 3 g

Œufs énergétiques rapides et épicés

Temps de préparation: 2 minutes Temps de cuisson: 3 minutes Portions: 1

Ingrédients:

1 cuillère à soupe de lait 1 cuillère à café de beurre fondu 2 œufs Une pincée d'herbes et d'épices: aneth séché, origan séché, persil séché, thym séché et ail en poudre

Les indications:

Préchauffez le four à 170 ° C. Pendant ce temps, enduisez le fond d'une casserole avec le lait et le beurre. Cassez doucement les œufs sur le lait et le beurre. Saupoudrez les œufs d'herbes séchées et d'ail en poudre. Mettez la casserole au four. Cuire 3 minutes ou jusqu'à ce que les œufs soient cuits.

Valeurs nutritionnelles:

Énergie: 177 Lipides: 5,9 g Protéines: 8,8 g Sodium: 157 mg Glucides totaux: 22,8 g Fibres alimentaires: 0,7 g

Bouillie d'amarante aux poires rôties

Temps de préparation: 10 minutes Temps de cuisson: 30 minutes Portions: 2

Ingrédients:
¼ cuillère à café de sel 2 cuillères à soupe de pacanes hachées 1 cuillère à café de sirop d'érable pur 1 tasse de yogourt grec 0%, pour servir Des poires Bouillie ½ tasse d'amarante crue 1/2 tasse d'eau 1 tasse de lait 2% 1 cuillère à café de sirop d'érable 1 grosse poire 1/2 cuillère à café de cannelle moulue 1/4 cuillère à café de gingembre moulu 1/8 cuillère à café de muscade moulue 1/8 cuillère à café de clou de girofle moulu Garniture aux pacanes / poires

Les indications:
Préchauffer le four à 200 ° C. Égouttez l'amarante et rincez-la. Mélangez l'eau, une tasse de lait et le sel, portez l'amarante à ébullition et réduisez-la à ébullition. Couvrir et cuire 25 minutes jusqu'à ce que l'amarante soit tendre, mais il reste un peu de liquide. Retirer du feu et laisser épaissir l'amarante pendant encore 5 à 10 minutes. Si vous le souhaitez, appliquez un peu plus de lait pour lisser la texture. Mélangez les morceaux de noix de pécan avec 1 cuillère à soupe de sirop d'érable. Cuire de 10 à 15 minutes, jusqu'à ce que les pacanes soient rôties et que le sirop d'érable soit sec. Une fois terminées, les pacanes peuvent devenir relativement parfumées. Lorsqu'elles refroidissent, les pacanes sont croquantes. Coupez les poires en dés avec les pacanes et mélangez avec la cuillère à café restante de sirop d'érable et d'épices. Cuire au four 15 minutes dans une casserole, jusqu'à ce que les poires soient tendres. Dans la bouillie, ajoutez les 3/4 des poires rôties. Répartir le yogourt dans deux bols et garnir du porridge, des pacanes grillées et des morceaux de poire restants.

Valeurs nutritionnelles:
Calories: 55 Glucides: 11 g Lipides: 2 g Protéine: 0 g

Avo Toast avec œuf

Temps de préparation: 15 minutes Temps de cuisson: 0 minutes Portions: 3

Ingrédients:
1 ½ cuillère à café de beurre clarifié 1 tranche de pain, sans gluten et grillée ½ avocat, tranché finement Une poignée d'épinards 1 œuf brouillé ou poché Une pincée de piment

Les indications:
Étalez le beurre clarifié sur les toasts. Garnir avec les tranches d'avocat et les feuilles d'épinards. Placez un œuf brouillé ou poché dessus. Complétez la garniture avec une pincée de flocons de piment rouge.

Valeurs nutritionnelles:
Énergie: 540 Lipides: 18 g Protéines: 27 g Sodium: 25 mg Glucides totaux: 73,5 g Fibres alimentaires: 6 g

Haché de petit-déjeuner aux pommes

Temps de préparation: 15 minutes Temps de cuisson: 10 minutes Portions: 5

Ingrédients:
Pour la viande: 1 livre de dinde hachée 1 cuillère à soupe d'huile de coco ½ cuillère à café de thym séché ½ cuillère à café de cannelle sel de mer, juste assez Pour le haschich: 1 cuillère à soupe d'huile de coco 1 oignon 1 grosse pomme, pelée, évidée et hachée 2 tasses d'épinards ou de légumes de votre choix ½ cuillère à café de curcuma ½ cuillère à café de thym séché sel de mer, juste assez 1 grande ou 2 petites courgettes ½ tasse de carottes hachées 2 tasses de courge musquée (ou patate douce) surgelée en dés 1 cuillère à café de cannelle ¾ cuillère à café de gingembre en poudre ½ cuillère à café d'ail en poudre

Les indications:
Dans une poêle, chauffer une cuillère à soupe d'huile de coco à feu moyen / élevé. Attachez la dinde au sol et faites cuire jusqu'à ce qu'elle soit croustillante. Assaisonner de thym, de cannelle et d'une pincée de sel marin. Passez à l'assiette. Jetez le reste de l'huile de noix de coco dans la même poêle et faites revenir l'oignon jusqu'à ce qu'il soit ramolli pendant 2-3 minutes. Ajouter les courgettes, la pomme, les carottes et la citrouille surgelée au goût. Cuire environ 4 à 5 minutes ou jusqu'à ce que les légumes ramollissent. Attachez et mélangez les épinards jusqu'à ce qu'ils soient fanés. Ajouter la dinde cuite, l'assaisonnement, le sel et éteindre l'huile. Dégustez ce hasch frais de la poêle ou laissez-le refroidir et réfrigérer toute la semaine. Le hasch peut rester dans un contenant scellé au réfrigérateur pendant environ 5 à 6 jours.

Valeurs nutritionnelles:
Calories: 350 Glucides: 20 g Lipides: 19 g Protéines: 28 g

Barres énergétiques au chocolat Chia sans cuisson

Temps de préparation: 15 minutes Temps de cuisson: 0 minutes Portions: 14

Ingrédients:
1 1/2 tasse de dattes dénoyautées 1 tasse de noix de coco râpée non sucrée 1 tasse de noix crues hachées 35 g de poudre de cacao naturel 75 g de graines de chia entières 1/2 tasse (70 g) de chocolat noir haché 1/2 tasse (50 g) d'avoine 1 cuillère à café d'extrait de vanille pur, facultatif, rehausse la saveur 1/4 cuillère à café de sel de mer non raffiné

Les indications:
Mélangez les dattes dans un mixeur jusqu'à ce qu'elles forment une pâte épaisse. Ajouter les noix et mélanger pour mélanger. Mettez le reste de la fixation et mélangez jusqu'à ce qu'une pâte épaisse se forme. Tapisser un moule rectangulaire de papier sulfurisé. Mettez bien le mélange dans la casserole et mettez-le droit dans tous les coins. Placer au congélateur jusqu'à minuit, pendant au moins quelques heures. Soulevez de la casserole et coupez en 14 lanières. Placer au réfrigérateur ou dans un contenant hermétique.

Valeurs nutritionnelles:
Sucre: 17 g Lipides: 12 g Énergie: 234 Glucides: 28 g Protéine: 4,5 g

Granola de sarrasin, cannelle et gingembre

Temps de préparation: 15 minutes Temps de cuisson: 40 minutes Portions: 5

Ingrédients:

¼ tasse de graines de chia ½ tasse de flocons de noix de coco 1 ½ tasse de noix crues mélangées 2 tasses d'avoine sans gluten 1 tasse de gruau de sarrasin 2 cuillères à soupe de beurre de noix 4 cuillères à soupe d'huile de coco 1 tasse de graines de tournesol ½ tasse de graines de citrouille 1 ½ - 2 pouces de gingembre 1 cuillère à café de cannelle moulue 1/3 tasse de sirop de malt de riz 4 cuillères à soupe de poudre de cacao cru - Facultatif

Les indications:

Préchauffer le four à 180 ° C Battez les noix dans votre robot culinaire et mélangez rapidement pour les hacher grossièrement. Mettez les noix hachées dans un bol et ajoutez tous les autres ingrédients secs qui se combinent bien : avoine, noix de coco, cannelle, sarrasin, graines et sel dans une casserole à feu doux, faites fondre doucement l'huile de coco. Ajouter la poudre de cacao (si utilisée) au mélange humide et mélanger. Mettez la pâte humide sur le mélange sec, puis mélangez bien pour vous assurer que tout est bien enrobé. Transférer le mélange sur une grande plaque à pâtisserie tapissée de papier ciré ou d'huile de coco graissée. Assurez-vous de répartir le mélange uniformément pendant 35 à 40 minutes, en tournant le mélange en deux. Faites cuire jusqu'à ce que le muesli soit frais et doré! Servez avec votre lait de noix préféré, une cuillerée de yogourt à la noix de coco, des fruits frais et des super aliments : baies de goji, graines de lin, pollen d'abeille, tout ce que vous voulez! Remuez chaque jour.

Valeurs nutritionnelles:

Calories: 220 Glucides: 38 g Lipides: 5 g Protéine: 7 g

Bol petit-déjeuner aux graines de lin fruitées

Temps de préparation: 8 minutes Temps de cuisson: Cinq minutes Portions: 1

Ingrédients:

Pour la bouillie: ¼ tasse de graines de lin fraîchement moulues ¼ cuillère à café de cannelle, moulue 1 tasse de lait d'amande ou de coco 1 banane moyenne, écrasée Une pincée de sel de mer fin Pour les garnitures: Myrtilles, fraîches ou décongelées Noix, hachées crues Sirop d'érable pur (facultatif)

Les indications:

Dans une casserole de taille moyenne à feu moyen, mélanger tous les ingrédients de la bouillie. Remuer constamment pendant 5 minutes ou jusqu'à ce que la bouillie épaississe et atteigne une ébullition. Transférer la bouillie cuite dans un bol de service. Garnissez avec les garnitures et versez du sirop d'érable si vous le voulez un peu plus sucré.

Valeurs nutritionnelles:

Énergie: 780 Lipides: 26 g Protéines: 39 g Sodium: 270 mg Glucides totaux: 117,5 g

Shakshuka épicée

Temps de préparation: 12 minutes Temps de cuisson: 37 minutes Portions: 4

Ingrédients:
2 cuillères à soupe d'huile d'olive extra vierge 1 bulbe d'oignon, haché 1 piment jalapeño, épépiné et haché 2 gousses d'ail émincées 1 livre d'épinards Sel et poivre noir fraîchement moulu ¾ cuillère à café de coriandre 1 cuillère à café de cumin séché 2 cuillères à soupe de pâte de harissa ½ tasse de bouillon de légumes 8 gros œufs Flocons de piment rouge, pour servir Coriandre hachée pour servir Persil haché pour servir

Les indications:
Préchauffer le four à 180 ° C. Chauffer l'huile dans une poêle allant au four à feu moyen. Incorporer l'oignon et faire revenir 5 minutes. Ajouter le jalapeño et l'ail et faire sauter pendant une minute ou jusqu'à ce qu'il soit parfumé. Ajouter les épinards et cuire 5 minutes ou jusqu'à ce que les feuilles soient complètement fanées. Assaisonner le mélange avec du sel et du poivre, de la coriandre, du cumin et de la harissa. Cuire encore 1 minute. Transférer le mélange dans votre robot culinaire : réduire en purée jusqu'à obtention d'une consistance épaisse. Versez le bouillon et mélangez encore jusqu'à l'obtention d'une consistance lisse. Nettoyez et graissez la même poêle avec un aérosol de cuisson antiadhésif. Versez la purée. À l'aide d'une cuillère en bois, formez huit puits circulaires. Cassez doucement chaque œuf dans les puits. Mettre la casserole au four : cuire au four pendant 25 minutes ou cuire les œufs jusqu'à ce qu'ils soient complètement solidifiés. Pour servir, saupoudrez la shakshuka de flocons de piment rouge, de coriandre et de persil au goût.

Valeurs nutritionnelles:
Calories: 251 Lipides: 8,3 g Protéines: 12,5 g Sodium: 165 mg Glucides totaux: 33,6 g

Bol à la banane Choco Chia

Temps de préparation: 4 heures et 5 minutes Temps de cuisson: 0 minutes Portions: 3

Ingrédients:

½ tasse de graines de chia 1 grosse banane très mûre ½ cuillère à café d'extrait de vanille pur 2 tasses de lait d'amande, non sucré 1 cuillère à soupe de cacao en poudre 2 cuillères à soupe de miel cru ou de sirop d'érable 2 cuillères à soupe d'éclats de cacao à mélanger 2 cuillères à soupe de pépites de chocolat à mélanger 1 grosse banane, coupée en tranches pour mélanger

Les indications:

Mélanger les graines de chia et la banane dans un bol à mélanger. À l'aide d'une fourchette, écraser la banane et bien mélanger jusqu'à homogénéité. Versez la vanille et le lait d'amande. Battez jusqu'à ce qu'il n'y ait plus de grumeaux. Versez la moitié du mélange dans un récipient en verre et couvrez-le. Ajouter le cacao et le sirop à la moitié restante dans le bol. Bien mélanger jusqu'à ce qu'il soit complètement incorporé. Versez ce mélange dans un autre récipient en verre et couvrez-le. Laisser refroidir au moins 4 heures. Pour servir, répartir uniformément les poudings au chia froids dans trois bols. Alternez les couches avec les ingrédients à mélanger.

Valeurs nutritionnelles:

Énergie: 293 Lipides: 9,7 g Protéines: 14,6 g Sodium: 35 mg Glucides totaux: 43,1 g

Recette de riz brun cuit au four avec prunes, poires et baies

Temps de préparation: 12 minutes Temps de cuisson: 30 minutes Portions: 2

Ingrédients:

1 tasse d'eau ½ tasse de riz brun Une pincée de cannelle ½ cuillère à café d'extrait de vanille pur 2 cuillères à soupe de sirop d'érable pur (divisé) Tranches de fruits: baies, poires ou prunes Un peu de sel (facultatif)

Les indications:

Préchauffer le four à 200 ° C. Porter l'eau et le riz brun à ébullition dans une casserole à feu moyen-vif. Incorporer la cannelle et l'extrait de vanille. Réduisez le feu à moyen-doux. Laisser mijoter 18 minutes ou jusqu'à ce que le riz brun soit tendre. Remplissez deux bols allant au four avec des portions égales de riz. Versez une cuillère à soupe de sirop d'érable dans chaque bol. Garnir les bols avec les fruits tranchés et saupoudrer d'une pincée de sel si désiré. Placer les bols au four - Cuire au four pendant 12 minutes, ou jusqu'à ce que les fruits commencent à caraméliser et que le sirop commence à mijoter.

Valeurs nutritionnelles:

Énergie: 227 Lipides: 6,3 g Protéines: 14,1 g Sodium: 80 mg Glucides totaux: 32,2 g Fibres alimentaires: 3,6 g

Porridge protéiné puissant

Temps de préparation: 15 minutes Temps de cuisson: 8 minutes Portions: 2

Ingrédients:

1/4 tasse de noix ou de pacanes, hachées grossièrement ¼ tasse de noix de coco rôtie non sucrée 2 cuillères à soupe de graines de chanvre 2 cuillères à soupe de graines de chia entières ¾ tasse de lait d'amande, non sucré ¼ tasse de lait de coco ¼ tasse de beurre d'amande, grillé ½ cuillère à café de curcuma, moulu 1 cuillère à soupe d'huile de coco extra vierge ou d'huile MCT 2 cuillères à soupe d'érythritol ou 5 à 10 gouttes de stévia liquide (facultatif) Une pincée de poivre noir moulu ½ cuillère à café de cannelle ou ½ cuillère à café de vanille en poudre

Les indications:

Placez les noix, les flocons de noix de coco et les graines de chanvre dans une casserole chaude. Rôtir le mélange pendant 2 minutes ou jusqu'à ce qu'il devienne parfumé. Remuez-le plusieurs fois pour l'empêcher de brûler. Transférer le mélange rôti dans un bol. Mettre de côté. Mélanger les amandes et le lait de coco dans une casserole à feu moyen. Faites chauffer le mélange. Après avoir chauffé, mais pas bouilli, éteignez le feu. Ajoutez tous les autres ingrédients. Bien mélanger jusqu'à ce qu'il soit complètement fondu. Réserver 10 minutes. Mélanger la moitié du mélange rôti avec la bouillie. Récupérez la bouillie dans deux bols. Saupoudrer chaque bol de la moitié restante du mélange grillé et de cannelle moulue. Servez le porridge tout de suite.

Valeurs nutritionnelles:

Énergie: 572 Lipides: 19 g Protéines: 28,6 g Sodium: 87 mg Glucides totaux: 81,5 g Fibres alimentaires: 10 g

Quinoa rapide à la cannelle et au chia

Temps de préparation: 15 minutes Temps de cuisson: 3 minutes Portions: 2

Ingrédients:

2 tasses de quinoa, précuit 1 tasse de lait de cajou ½ cuillère à café de cannelle moulue 1 tasse de myrtilles fraîches ¼ tasse de noix grillées 2 cuillères à café de miel cru 1 cuillère à soupe de graines de chia

Les indications:

À feu moyen-doux, ajoutez le quinoa et le lait de cajou dans une casserole. Incorporer la cannelle, les myrtilles et les noix. Faites cuire lentement pendant trois minutes. Retirez la casserole du feu. Incorporez le miel. Garnir de graines de chia avant de servir.

Valeurs nutritionnelles:

Énergie: 887 Lipides: 29,5 g Protéines: 44. Sodium: 85 mg Glucides totaux: 129,3 g Fibres alimentaires: 18,5 g

Gruau aux bananes pour la nuit

Temps de préparation: 6 heures et 20 minutes Temps de cuisson: 0 minutes Portions: 3

Ingrédients:

¼ tasse de yogourt grec naturel ¼ cuillère à café de sel de mer en flocons 1 1/2 tasse de lait écrémé 1 tasse de flocons d'avoine à l'ancienne 1 cuillère à soupe de graines de chia 2 morceaux de bananes moyennes, très mûres et écrasées 2 cuillères à soupe de flocons de noix de coco, non sucrés et grillés 2 cuillères à soupe de miel 2 cuillères à café d'extrait de vanille Garnitures pour servir: pacanes rôties, graines de grenade, miel, moitiés de figues et tranches de banane

Les indications:

Mélanger tous les ingrédients, à l'exclusion des assaisonnements, dans un bol à mélanger. Bien mélanger jusqu'à ce qu'il soit complètement fondu. Répartissez le mélange également dans deux bols. Couvrir et réfrigérer toute une nuit ou 6 heures. Servir, mélanger et assaisonner.

Valeurs nutritionnelles:

Énergie: 684 Lipides: 22,8 g Protéines: 34,2 g Sodium: 374 mg Glucides totaux: 99,6 g Fibres alimentaires: 14,1 g

Bonnes céréales aux canneberges et cannelle

Temps de préparation: 8 minutes Temps de cuisson: 35 minutes Portions: 2

Ingrédients:

1 tasse de céréales (choix d'amarante, de sarrasin ou de quinoa) 2 1/2 tasses d'eau de coco ou de lait d'amande 1 bâton de cannelle 2 morceaux de clous de girofle entiers 1 cosse d'anis étoilé (facultatif) Fruits frais: pommes, mûres, canneberges, poires ou kakis Sirop d'érable (facultatif)

Les indications:

Porter à ébullition les céréales, l'eau de coco et les épices dans une casserole. Couvrir, puis baisser le feu à moyen-doux. Laisser mijoter dans les 25 minutes. Pour servir, retirer les épices et garnir de tranches de fruits. Si désiré, arroser de sirop d'érable.

Valeurs nutritionnelles:

Énergie: 628 Lipides: 20,9 g Protéines: 31,4 g Sodium: 96 mg Glucides totaux: 112,3 g Fibres alimentaires: 33,8 g

Semifreddo frais et fruité

Temps de préparation: 20 minutes Temps de cuisson: 0 minutes Portions: 2

Ingrédients:

½ tasse de framboises fraîches Une pincée de cannelle 1 cuillère à café de sirop d'érable 2 cuillères à soupe de graines de chia 1 tasse de yogourt nature Fruits frais: mûres, nectarines ou fraises tranchées

Les indications:

À l'aide d'une fourchette, écrasez les framboises dans un bol jusqu'à obtenir une consistance semblable à de la confiture. Ajouter la cannelle, le sirop et les graines de chia. Continuez à écraser jusqu'à ce que tous les ingrédients soient incorporés. Mettre de côté. Dans deux verres de service, alterner les couches de yogourt et le mélange. Garnir de tranches de fruits frais.

Valeurs nutritionnelles:

Énergie: 315 Lipides: 8,7 g Protéines: 19,6 g Sodium: 164 mg Glucides totaux: 45,8 g Fibres alimentaires: 6,5 g

Boulettes de porc sirupeuses à la sauge poêlée

Temps de préparation: 12 minutes Temps de cuisson: 10 minutes Portions: 4

Ingrédients:

2 livres de porc haché, brouté 3 cuillères à soupe de sirop d'érable, grade B 3 cuillères à soupe de sauge fraîche hachée ¾ cuillère à café de sel de mer ½ cuillère à café d'ail en poudre 1 cuillère à café de graisse de cuisson solide

Les indications:

Cassez le porc haché en morceaux dans un grand bol. Arroser uniformément de sirop d'érable. Saupoudrer d'épices. Bien mélanger jusqu'à ce qu'il soit complètement fondu. Former le mélange en huit boulettes de viande. Mettre de côté. Chauffer la graisse dans une poêle en fonte à feu moyen. Cuire les boulettes de viande pendant 10 minutes de chaque côté ou jusqu'à ce qu'elles soient dorées.

Valeurs nutritionnelles:

Calories: 405 Lipides: 11,2 g Protéines: 30,3 g Sodium: 240 mg Glucides totaux: 53,3 g Fibres alimentaires: 0,8 g Glucides nets: 45,5 g

Bol crémeux à la banane et à la cannelle

Temps de préparation: Cinq minutes Temps de cuisson: 3 minutes Portions: 1

Ingrédients:

1 grosse banane mûre ¼ cuillère à café de cannelle, moulue Une pincée de sel marin celtique 2 cuillères à soupe de beurre de coco, fondu Garnitures de votre choix: fruits, graines ou noix

Les indications:

Écrasez la banane dans un bol. Ajouter la cannelle et le sel marin celtique. Mettre de côté. Faites chauffer le beurre de coco dans une casserole à feu doux. Versez le beurre chaud sur le mélange de banane. Pour servir, ajoutez vos fruits, graines ou noix préférés.

Valeurs nutritionnelles:

Énergie: 564 Lipides: 18,8 g Protéines: 28,2 g Sodium: 230 mg Glucides totaux: 58,2 g Fibres alimentaires: 15,9 g

Dinde à la saucisse au thym et à la sauge

Temps de préparation: 40 minutes Temps de cuisson: 25 minutes Portions: 4

Ingrédients:

450g de dinde hachée ½ cuillère à café de cannelle ½ cuillère à café d'ail en poudre 1 cuillère à café de romarin frais 1 cuillère à café de thym frais 1 cuillère à café de sel de mer 2 cuillères à café de sauge fraîche 2 cuillères à soupe d'huile de coco

Les indications:

Mélangez tous les ingrédients, sauf l'huile, dans un bol à mélanger. Réfrigérer toute une nuit ou 30 minutes. Versez l'huile dans le mélange. Former le mélange en quatre boulettes de viande. Dans une poêle légèrement graissée à feu moyen, cuire les boulettes de viande pendant 5 minutes de chaque côté, ou jusqu'à ce que leur milieu ne soit plus rose. Vous pouvez également les cuire au four en les faisant cuire au four pendant 25 minutes à 200 ° C.

Valeurs nutritionnelles:

Énergie: 284 Lipides: 9,4 g Protéines: 14,2 g Sodium: 290 mg Glucides totaux: 36,9 g Fibres alimentaires: 0,7 g

Œufs brouillés de dinde le matin

Temps de préparation : 15 minutes Temps de cuisson : 15 minutes Nombre de portions : 2

Ingrédients :

1 cuillère à soupe d'huile de coco 1 po rouge moyen en dés ½ oignon jaune moyen, coupé en dé ¼ cuillère à café de sauce pimentée 3 grands œufs de libre élevage ¼ cuillère à café de poivre noir fraîchement moulu ¼ de cuillère à café de sel

Directions :

Placez une poêle à feu moyen-élevé et ajoutez l'huile de noix de coco ; laissez-la chauffer. Ajoutez les oignons et faites-les sauter. Ajoutez la dinde et le poivron rouge. Faites cuire jusqu'à ce que la dinde soit cuite. Prenez un bol et battez les œufs, mélangez-les avec du sel et du poivre. Versez les œufs dans la poêle avec la dinde et faites-les cuire doucement pour les brouiller. Recouvrez de sauce piquante et dégustez !

La nutrition : Calories : 435 Lipides : 30g Glucides : 34g Protéines : 16g

Combinaison de courgettes et de carottes

Temps de préparation : 10 minutes Temps de cuisson : 8 heures Portions : 3

Ingrédients :

½ tasse d'avoine coupée en acier 1 tasse de lait de coco 1 carotte râpée ¼ de courgette râpée Une pincée de noix de muscade ½ cuillère à café de poudre de cannelle 2 cuillères à soupe de sucre brun ¼ tasse de pacanes hachées

Directions :

Graissez bien la poêle à feu doux. Ajoutez les flocons d'avoine, les courgettes, le lait, la carotte, la noix de muscade, les clous de girofle, le sucre et la cannelle et mélangez bien. Mettez le couvercle et faites cuire à feu doux pendant 8 heures. Répartir dans des bols de service et déguster !

La nutrition : Calories : 200 Graisses : 4g Glucides : 11g Protéines : 5g

Œuf brouillé avec tomate

Temps de préparation : 10 minutes Temps de cuisson : 5 minutes Nombre de portions : 2

Ingrédients :

2 œufs entiers ½ tasse de basil basilic frais, ha ha ha ha ïe 2 cuillères à soupe d'huile d'olive ½ cuillère à café de flocons de piment rouge écrasés 1 tasse de tomates rais raisins hachées Sel et poivre au goût

Directions :

Dans un bol, battez les œufs, le sel, le poivre et les flocons de piment et mélangez bien. Ajoutez les tomates et le basilic et remuez. Prenez une poêle à frire et placez-la sur un feu moyen-élevé. Ajoutez le mélange d'œufs et faites cuire pendant 5 minutes jusqu'à ce qu'ils soient cuits et brouillés. Amusez-vous bien !

La nutrition : Calories : 130 Lipides : 10g Glucides : 8g Protéines : 1,8g

Crêpes au cacao et à la banane

Temps de préparation : 5 minutes Temps de cuisson : 6 minutes Nombre de portions : 2

Ingrédients :

2 gros œufs élevés en pâturage 2 grossses bananes, pelées et réduites en purée 1 cuillère à café d'extrait de vanille pure 2 cuillères à soupe de beurre d'amande 3 cuillères à soupe de poudre de chocolat 1/8 cuillère à café de sel Huile de noix de coco, pour graisser

Directions :

Prenez une poêle à frire et préchauffez-la à feu moyen-doux. Graissez le moule avec de l'huile de coco. Ajoutez tous les ingrédients dans un robot culinaire et mixez jusqu'à obtenir une texture lisse. Versez la pâte dans une poêle et préparez la crêpe. Faites cuire pendant 3 minutes de chaque côté. Servez et appréciez !

La nutrition : Calories : 303 Lipides : 17g Glucides : 36g Protéines : 5g

Courgettes sautées

Temps de préparation : 10 minutes Temps de cuisson : 10 minutes Portions : 4

Ingrédients :
2 cuillères à soupe généreuses d'huile d'olive Oignon entier de taille moyenne, tranché finement 2 courgettes entières de taille moyenne, coupées en fines lanières 2 cuillères à soupe généreuses de sauce teriyaki aromatisée, à faible teneur en sodium 1 cuillère à soupe complète d'amino de noix de coco 1 cuillère à soupe entière de graines de sésame, grillées Poivre moulu (noir) quantum satis

Directions :
mettez la poêle à feu moyen. Ajoutez les oignons et faites-les cuire pendant 5 minutes. Ajoutez les courgettes et remuez, faites cuire pendant encore 1 minute. Ajoutez délicatement les sauces aux graines de sésame. Faites cuire pendant 6 minutes supplémentaires jusqu'à ce que les courgettes soient tendres. Enfin, ajoutez du poivre et dégustez !

La nutrition : Calories : 110 Lipides : 9g Glucides : 8g Protéines : 3g

Beignets protéinés au curcuma

Temps de préparation : 50 minutes Temps de cuisson : 0 minute Portions : 8

Ingrédients :
1 ½ tasse de noix de cajou crues 2 cuillères à soupe de sirop d'érable ¼ cuillère à café d'extrait de vanille 1 cuillère à soupe de protéines en poudre à la vanille ½ tasse de dattes Medjool dénoyautées ¼ tasse de chocolat noir ½ tasse de noix de coco râpée 1 cuillère à café de poudre de curcuma

Directions :
Mettez tous les ingrédients, sauf le chocolat, dans un robot culinaire. Pétrir jusqu'à l'obtention d'un mélange homogène. Formez 8 boules et placez-les dans un moule en silicone. Réfrigérer pendant 30 minutes. Préparez le revêtement en chocolat. Une fois terminé, retirez les beignets du moule. Puis, arroser de chocolat. Servez et appréciez !

La nutrition : Calories : 320 Lipides : 26g Glucides : 20g Protéines : 11g

Explosion de crêpes salées

Temps de préparation : 5 minutes Temps de cuisson : 6 minutes Portions : 4

Ingrédients :
¼ de cuillère à café de poudre de poudre de cure 1 tasse de lait de coco ½ tasse de farine de tapioca ½ tasse de farine d'amande 1 oignon rouge, haché 1 feuille de coriandre haché ½ centimètre de gingembre haché 1 cuillère à café de sel ¼ cuillère à café de poivre noir moulue

Directions :
Prenez un bol et mélangez tous les ingrédients jusqu'à ce qu'ils soient bien mélangés. Faites chauffer une poêle à feu moyen-doux et graissez-la avec de l'huile. Versez ¼ de tasse de pâte sur la poêle et étalez le mélange pour créer une crêpe. Faire frire 3 minutes de chaque côté. Répétez le processus. Servez et appréciez !

La nutrition : Calories : 340 Lipides : 30g Glucides : 40g Protéines : 17g

Salade de fromage bleu, figues et roquette

Temps de préparation : 10 minutes Temps de cuisson : 0 minute Portions : 4

Ingrédients :
2 sacs de roquette 1 1 litre de figues coupées en quatre 3 cuillères à soupe de vinaigre balsamique 3 cuillères à soupe d'huile d'olive 1 cuillère à café de moutarde de Dijon Sel et poivre au goût

Directions :
Prenez un bol et ajoutez la moutarde de Dijon, le balsamique, le vinaigre, l'huile d'olive, le sel et le poivre. Mélanger soigneusement et mettre de côté pendant 30 minutes pour la marinade. Prenez 4 assiettes de service et ajoutez le fromage et les figues sur le dessus. Saupoudrer de 1½ cuillère à soupe de chaque. Servez et appréciez !

La nutrition : Calories : 143 Lipides : 13g Glucides : 5g Protéines : 3g

Bol de smoothie vert

Temps de préparation : 10 minutes Temps de cuisson : 0 minute Portions : 2 portions

Ingrédients :
1 tasse de fraises fraîches, pelées 2 bananes mûres de taille moyenne (préalablement coupées en tranches et congelées) ¼ d'avocat mûr (pelé, dénoyauté et coupé en morceaux) 1 tasse d'épinards frais   1 tasse de chou frais pelé   1 cuillère à soupe de farine de graines de lin 1½ tasse de lait d'amande non sucré   ¼ de tasse d'amandes (grillées et moulues) ¼ tasse de noix de coco non sucrée, râpée

Directions :
Placez tous les ingrédients dans un mélangeur à haute vitesse, sauf les amandes et la noix de coco. Mélangez pour que tout soit bien lisse.   Transférer la purée dans des bols et servir immédiatement avec les amandes et la noix de coco en garniture.

La nutrition : Calories : 352, Lipides : 18,6g, Glucides : 45,3g, Sucres : 19,3g, Protéines : 7,9g, Sodium : 168mg

Porridge au quinoa et au potiron

Temps de préparation : 10 minutes Temps de cuisson : 12 minutes Portions : 4

Ingrédients :
3½ tasses d'eau filtrée   1¾ de tasse de quinoa (trempé pendant quinze minutes et rincé). 400 ml de lait de coco non sucré 2 cuillères à café de cannelle moulue   1 cuillère à café de gingembre moulu   Une pincée de clous de girofle moulus Une pincée de noix de muscade moulue   Sel   3 cuillères à soupe d'huile de noix de coco extra vierge   4-6 gouttes de stévia liquide 1 cuillère à café d'arôme de vanille biologique

Directions :
Verser l'eau et le quinoa dans une casserole et faire cuire à feu vif.   Couvrez la casserole et laissez le produit bouillir.   Baissez la flamme à feu doux et laissez mijoter pendant environ 12 minutes ou jusqu'à ce que tout le liquide soit absorbé.   Ajouter les autres ingrédients et mélanger soigneusement.   Eteignez immédiatement la cuisinière et servez chaud.

La nutrition : Calories : 561, Lipides : 29g, Glucides : 60.3g, Sucres : 6.2g, Protéines : 13g, Sodium : 80mg

Omelette sans cuisson

Temps de préparation : 10 minutes Temps de cuisson : 20 minutes Portions : 6 portions

Ingrédients :
• 2 cuillères à soupe d'huile d'olive extra vierge • 280 g de champignons de Paris frais, coupés en tranches • 2 gousses d'ail, hachées • 6 onces d'épinards frais • 8 œufs bio • 2 cuillères à soupe de lait d'amande non sucré • Sel et poivre noir moulu

Directions :
Mettez de l'huile dans une grande poêle à frire et faites-la chauffer à feu moyen-élevé. Faites cuire les champignons pendant 4 à 5 minutes, en remuant de temps en temps. Ajouter l'ail, le sel et le poivre noir et faire cuire pendant 1 minute. Ajouter les épinards et faire cuire pendant 3-4 minutes. Pendant ce temps, dans un bol, mélangez les œufs avec le lait d'amande, le sel et le poivre. Ajoutez le mélange d'œufs à la combinaison d'épinards et faites cuire pendant environ 2 minutes. Secouez la poêle pour répartir uniformément les œufs et faites cuire pendant 4 à 5 minutes. Couper en 6 pointes et servir immédiatement.

La nutrition : Calories : 143, Lipides : 10,8g, Glucides : 3,4g, Sucres : 1,4g, Protéines : 9,8g, Sodium : 138mg

Omelette aux pommes

Temps de préparation : 5 minutes Temps de cuisson : 10 minutes Portions : 1

Ingrédients :
2 gros œufs bio 1/8 cuillère à café d'arôme de vanille biologique Une pincée de sel 2 cuillères à café d'huile de coco, divisées par deux ½ pomme (en tranches) ¼ cuillère à café de cannelle moulue 1/8 cuillère à café de gingembre moulu 1/8 cuillère à café de noix de muscade moulue

Directions :
Dans un bol, mélangez les œufs avec l'arôme de vanille et le sel. Mélangez le tout jusqu'à obtenir une consistance mousseuse et mettez de côté. Faites fondre une cuillère à café d'huile de noix de coco dans une poêle antiadhésive à feu moyen-doux. Parsemez les tranches de pommes et les épices en plusieurs couches. Faire cuire pendant environ 4-5 minutes, en tournant. Ajoutez le reste de l'huile dans la poêle. Ajoutez le mélange d'œufs aux tranches de pommes de manière uniforme. Inclinez le moule pour répartir uniformément le mélange d'œufs. Faites cuire pendant environ 3-4 minutes. Transférer l'omelette sur une grande assiette et servir.

La nutrition : Calories : 284, Lipides : 19,3g, Glucides : 17g, Sucres : 12,5g, Protéines : 12,9g, Sodium : 296mg.

Crêpes à la banane

Temps de préparation : 10 minutes Temps de cuisson : 10 minutes Portions : 2 portions

Ingrédients :

• ¼ tasse de farine d'arrow-root • ¼ tasse d'avoine sans gluten • ½ cuillère à café de levure chimique bio • ¼ cuillère à café de bicarbonate de soude • 1/8 cuillère à café de cannelle moulue • ¼ tasse de lait d'amande non sucré • 2 blancs d'œufs bio • 2 cuillères à café d'huile de noix de coco (ramollie et divisée) • ½ banane (pelée et écrasée) • 1/8 cuillère à café d'arôme de vanille biologique

Directions :

le mélange d'œufs au mélange de farine et mélangez. Mélangez les flocons d'avoine avec la farine, la levure chimique, le bicarbonate de soude et la cannelle dans un grand bol. Dans un autre bol, mélangez le lait avec les blancs d'œufs, une cuillère à café d'huile de coco, la banane et l'arôme de vanille. Ajouter le mélange de farine au mélange de lait et bien mélanger. Graissez une grande poêle avec le reste de l'huile de coco et faites-la fondre à feu doux. Ajouter la moitié du mélange et faire cuire chaque côté pendant environ 1 à 2 minutes. Répétez l'opération avec le reste du mélange. Servez chaud.

La nutrition : Calories : 145, Graisses : 6,1g, Glucides : 18g, Sucres : 3,9g, Protéines : 6,5g, Sodium : 220mg

Muesli de nuit

Temps de préparation : 10 minutes Temps de cuisson : 0 minute Portions : 4

Ingrédients :

 2 grosses pommes Granny Smith (épépinées et râpées grossièrement) • 1¼ tasse de yogourt grec faible en gras sans gras • 1¼ tasse d'eau de coco biologique • 1 tasse d'avoine sans gluten • ½ tasse de baies de Goji séchées • 3 cuillères à soupe de graines de lin • 2 cuillères à soupe de feuilles de menthe fraîche, hachées grossièrement • 3 cuillères à soupe de miel brut • ¼ cuillère à café de cannelle moulue • 1/8 cuillère à café de gingembre moulu • Une pincée de sel • 1 tasse de myrtilles fraîches

Directions :

Mélangez les pommes avec le yaourt, l'eau de coco, l'avoine, les baies de goji, les graines de lin et la menthe dans un bol. Couvrez le mélange et placez-le au réfrigérateur pendant une nuit. Sortez le muesli du réfrigérateur le matin. Ajoutez le miel, la cannelle, le gingembre et le sel. Remuez. Garnir de myrtilles et servir.

La nutrition : Calories : 340, Lipides : 3,9g, Glucides : 67,7g, Sucres : 39g, Protéines : 14,3g, Sodium : 106mg

Porridge à la noix de coco et aux baies

Temps de préparation : 5 minutes Temps de cuisson : 10 minutes Portions : 3

Ingrédients :

• 1 ½ verre d'avoine sans gluten • 2 cuillères à soupe de graines de chia • 3 tasses de lait d'amande • 2 cuillères à soupe de poudre de cacao cru • 2 cuillères à soupe de noix de coco hachée 1 tasse de bleuets (congelés ou frais)

Directions :

Faites cuire l'avoine avec le lait d'amande et les graines de chia à feu moyen. Laisser mijoter avant la cuisson de l'avoine. Transférez le mélange dans trois bols de service et garnissez-les de noix de coco râpée, de cacao brut et de baies. Servez chaud. Nutrition : Total des glucides : 56g, Fibres : 15g, Protéines : 11g, Total des graisses : 18g, Calories : 416 29. Smoothie anti-inflammatoire aux baies Temps de préparation : 10 minutes Temps de cuisson : 0 minute Nombre de portions : 2 Ingrédients : ½ tasse de framboises ½ tasse de myes ½ banane congelée (mûre) 1 tasse de lait non sucré sans la laitière 1 cuillère à soupe de graines de lin 1 paire d'épinards frais 1 cuillère à soupe de beurre d'amande Directions : Placez tous les ingrédients dans un mixeur à haute vitesse et réduisez-les en purée. Buvez immédiatement ou conservez au réfrigérateur pour servir plus tard.

Nutrition : Total des glucides : 26g, Fibres : 8g, Protéines : 4g, Total des graisses : 9g, Calories : 185

Céréales de sarrasin au pain d'épices

Temps de préparation : 5 minutes Temps de cuisson : 3 minutes Portions : 3

Ingrédients :

1 tasse de mortier de sarrasin 1 ½ tasse de lait de coco entier en conserve ½ cuillère à café de gingembre moulu 1 cuillère à café de cannelle moulue 1 cuillère à soupe de poudre de cacao cru en poudre 2 cuillères à soupe de graines de citrouille 2 cuillères à soupe de sirop d'érable pur

Directions :

Placez les germes de sarrasin et le lait de coco dans une casserole et faites-les cuire à feu moyen. Ajouter le gingembre, la cannelle et le cacao brut. Remuez. Laissez les ingrédients bouillir, puis laissez mijoter pendant environ 2 à 3 minutes ou jusqu'à ce que les mortiers de sarrasin soient cuits. Répartissez le pain d'épices dans trois bols. Garnissez chaque portion d'une cuillerée de graines de citrouille et d'une cuillerée de sirop d'érable pur.

Nutrition : Total des glucides : 487g, Fibres : 8g, Protéines : 10g, Total des graisses : 31g, Calories : 487

Crêpes sans gluten

Temps de préparation : 10 minutes Temps de cuisson : 4 minutes Portions : 6

Ingrédients :

• 2 œufs de pâturage bio • 1 cuillère à café d'arôme de vanille pure • ½ tasse de lait d'amande non sucré • ½ verre d'eau • ¼ cuillère à café de sel • 1 cuillère à soupe de sirop d'érable pur • 1 tasse de farine de blé entier sans gluten • 2 cuillères à soupe d'huile de noix de coco, dissoute • 1 cuillère à soupe d'huile de noix de coco pour la cuisson Options de remplissage : Fraises, myrtilles et miel Beurre de noix avec des bananes

Directions :

Transférez deux cuillères à soupe d'huile de coco dans une casserole et faites-la fondre à feu doux. Mettez de côté. Dans un bol, fouettez les œufs, la vanille, le lait de noix non sucré, l'eau, le sel et le sirop d'érable pur. Ajouter la farine et battre à nouveau. Ajoutez l'huile fondue à la pâte et mélangez. Faites chauffer une cuillère à café d'huile de noix de coco dans une grande poêle à feu moyen-élevé. Versez un tiers de la pâte dans le moule. Inclinez et tournez rapidement la poêle dans un mouvement circulaire pour vous assurer que la pâte est uniformément enrobée. Faites cuire chaque crêpe pendant deux minutes. Assurez-vous qu'ils ne brûlent pas. Tournez et faites cuire l'autre côté pendant 3 minutes. Répétez l'opération pendant la cuisson des autres crêpes. Une fois les crêpes cuites, ajoutez la garniture (baies avec du miel ou beurre de noix avec des bananes).

Nutrition : Total des glucides : 14g, Fibres : 1g, Protéines : 4g, Total des graisses : 8g, Calories : 143

Omelette végétarienne

Temps de préparation : 5 minutes Temps de cuisson : 10 minutes Portions : 1

Ingrédients :

• 2 œufs de pâturage bio • ½ cuillère à café de curcuma • 1 paire d'épinards frais • ¼ tasse de champignons • 2 cuillères à soupe d'oignon haché • Sel de mer de l'Himalaya • 1 cuillère à soupe d'huile de noix de coco pour la cuisson

Directions :

Ajouter le curcuma aux œufs et battre. Ajoutez les champignons, les oignons et les épinards frais. Faites chauffer une cuillère à soupe d'huile de noix de coco dans une petite poêle à feu moyen. Versez le mélange d'œufs sur la poêle et faites cuire pendant environ 5 minutes. Tournez l'autre côté de l'omelette et faites-la cuire pendant 2 minutes supplémentaires. Servir avec du sel de mer de l'Himalaya selon le goût.

Nutrition : Glucides totaux : 5g, Fibres : 1g, Protéines : 13g, Graisses totales : 22g, Calories : 266

Œufs à l'avocat avec vinaigre balsamique

Temps de préparation : 5 minutes Temps de cuisson : 5 minutes Portions : 1

Ingrédients :
2 œufs de pâturage bio ½ avocat 1 tranche de tomate Une cuillère à soupe de vinaigre balsamique

Directions :
Commencez par faire frire les œufs, épluchez et coupez l'avocat en tranches. Placez l'avocat dans une assiette et recouvrez-le des œufs cuits et des tomates en tranches. Saupoudrer de vinaigre balsamique.

Nutrition : Total des glucides : 10g, Fibres : 5g, Protéines : 13g, Total des graisses : 19g, Calories : 252

Smoothie au gingembre et au curcuma

Temps de préparation : 5 minutes Temps de cuisson : 0 minute Portions : 1

Ingrédients :
• 1 orange sanguine • ½ tasse de mangue congelée • 1/3 tasse d'eau de coco • ½ cuillère à café de gingembre moulu • 1 cuillère à café de curcuma moulu • ½ cuillère à café de cannelle moulue • 1 pincée de poivre de Cayenne

Directions :
Placez tous les ingrédients dans un mélangeur à haute vitesse. Mélangez jusqu'à ce que le mélange soit homogène. Versez le smoothie dans un verre et buvez immédiatement.

Nutrition : Total des glucides : 34g, Fibres : 6g, Protéines : 3g, Total des graisses : 1g, Calories : 138

Parfait au yaourt sans lait antioxydant

Temps de préparation : 5 minutes Temps de cuisson : 0 minute Nombre de portions : 2

Ingrédients :

1 tasse de yaourt à la noix de coco entier et non sucré 1 tasse de myrtilles sauvages 2 cuillères à soupe de graines de lin moulues 2 cuillères à soupe de graines de chanvre 2 cuillères à soupe de noix hachées 2 cuillères à café de miel brut

Directions :

Répartissez le yaourt au lait de coco dans deux bols ou tasses. Garnissez chaque bol d'une moitié de baies, d'une cuillère à soupe de graines de lin moulues, d'une cuillère à soupe de graines de chanvre moulues, d'une cuillère à soupe de noix moulues et d'une cuillère à café de miel brut.

Nutrition : Total des glucides : 28g, Fibres : 7g, Protéines : 9g, Total des lipides : 16g, Calories : 275

Power Pancakes

Temps de préparation : 15 minutes Temps de cuisson : 25 minutes Portions : 6

Ingrédients :

4 œufs de pâturage bio • 1/4 tasse de jus d'orange bio • 1 ¼ tasse de lait d'amande biologique non sucré • 2 verres de farine de riz blanc sans gluten • 1 cuillère à café de levure chimique sans aluminium • Huile de noix de coco Joints d'étanchéité : • 1 ½ tasse de bananes tranchées • 6 cuillères à soupe de noix hachées • 1 verre et demi de sirop d'érable pur

Directions :

Battez les œufs. Ajoutez le jus d'orange et le lait d'amande et fouettez soigneusement. Veillez à ne pas trop fouetter. Combiner tous les ingrédients secs dans un autre bol et remuer pour les combiner. Ajoutez les ingrédients humides et mélangez. Faites chauffer une poêle à frire avec une cuillère à soupe d'huile de noix de coco. Versez trois cuillères à soupe de pâte sur la poêle et faites cuire les deux côtés pendant 2 minutes. Transférez la crêpe pour l'aplatir et répétez la procédure pour faire les autres crêpes. Garnissez chaque portion de ¼ de tasse de bananes tranchées, d'une cuillère à soupe de noix hachées et de ¼ de tasse de sirop d'érable pur.

Nutrition : Total des glucides : 109g, Fibres : 3g, Protéines : 8g, Total des graisses : 8g, Calories : 538

Muffins anti-inflammatoires

Temps de préparation : 15 minutes Temps de cuisson : 25 minutes Portions : 12

Ingrédients :

2 tasses de farine d'amande ½ cuillère à café de sel de mer 2 cuillères à café de levure chimique sans aluminium 4 4 œufs d'élevage biologique 2 bananes mûres, écrasées 1 tasse de pate en conserve de type organique ¼ tasse d'huile d'olive essentielle 1 cuillère à café de cure curé 1 cuillère à café de gingembre moulu 1 cuillère à café de cannelle moulue

Directions :

Allumez le four à 210° et garnissez un moule à muffins de 12 moules à muffins. Battez les œufs et mélangez-les avec l'huile d'olive extra vierge. Écraser les bananes et les ajouter au mélange d'œufs. Ajouter les patates douces en conserve. Dans un autre bol, mélangez la farine d'amande avec le sel marin, la levure chimique et les épices. Ajouter le mélange de farine aux ingrédients humides, en remuant jusqu'à ce que le mélange soit homogène. Répartissez l'amalgame dans les moules à muffins. Faites cuire au four pendant 20 à 25 minutes ou jusqu'à ce qu'un cure-dent en ressorte propre.

Nutrition : Total des glucides : 14g, Fibres : 4g, Protéines : 7g, Total des graisses : 18g, Calories : 235

Crêpes petit-déjeuner salées

Temps de préparation : 5 minutes Temps de cuisson : 6 minutes Portions : 4

Ingrédients :

½ tasse de farine d'amande ½ tasse de farine de tapioca 1 tasse de lait de coco ½ cuillère à café de piment en poudre ¼ cuillère à café de poudre de curcuma ½ oignon rouge, haché 1 poignée de feuilles de coriandre, hachées ½ cm de gingembre râpé 1 cuillère à café de sel ¼ cuillère à café de poivre noir moulu

Directions :

Dans un bol, combinez tous les ingrédients jusqu'à ce qu'ils soient bien mélangés. Faites chauffer une poêle à feu moyen-doux et graissez-la avec de l'huile. Transférez ¼ de tasse de pâte dans la poêle et étalez le mélange pour créer une crêpe. Faites frire pendant 3 minutes de chaque côté. Répétez l'opération jusqu'à ce que la pâte soit prête.

La nutrition : Calories 108, Lipides totaux 2g, Lipides saturés 1g, Glucides totaux 20g, Glucides nets 19.5g, Protéines 2g, Sucres : 4g, Fibres : 0.5g, Sodium : 37mg, Potassium 95mg

Œufs brouillés au saumon fumé

Temps de préparation : 10 minutes Temps de cuisson : 10 minutes Nombre de portions : 2

Ingrédients :
4 œufs   2 cuillères à soupe de lait de coco   Ciboulette fraîche, hachée   4 tranches de saumon fumé de pêche sauvage, coupées en morceaux   sel au goût

Directions :
Dans un bol, battez l'œuf, le lait de coco et la ciboulette.   Graissez la poêle à frire avec de l'huile et faites-la chauffer à feu doux moyen.   Versez le mélange d'œufs et brouillez les œufs pendant la cuisson.   Lorsque les œufs commencent à prendre, ajoutez le saumon fumé et faites cuire pendant encore 2 minutes.

La nutrition : Calories 349, Graisses totales 23g, Graisses saturées 4g, Glucides totaux 3g, Glucides nets 1g, Protéines 29g, Sucres : 2g, Fibres : 2g, Sodium : 466mg, Potassium 536mg

Smoothie aux framboises et au pamplemousse

Temps de préparation : 5 minutes Temps de cuisson : 0 minute Portions : 1

Ingrédients :
Jus d'un pamplemousse fraîchement pressé   1 banane, pelée et coupée en tranches   1 tasse de framboises

Directions :
Placez tous les ingrédients dans un blender et mixez jusqu'à obtenir une texture lisse.   Laissez refroidir avant de servir.

La nutrition : Calories 381, Lipides totaux 0,8 g, Lipides saturés 0,1 g, Glucides totaux 96 g, Glucides nets 85 g, Protéines 4 g, Sucres : 61 g, Fibres : 11 g, Sodium : 11 mg, Potassium 848 mg.

Chapitre 2 : Déjeuner

Sandwich à l'avocat grillé

Temps de préparation : 10 minutes Temps de cuisson : 15 minutes Portions : 4

Ingrédients :

• 8 tranches de pain Pumpernickel • 1 tasse de choucroute, égouttée et rincée • 1 tasse de houmous • 1 cuillère à café de margarine sans produits laitiers • 1 avocat, pelé et coupé en 16 morceaux

Directions :

Préchauffez le four à 230°. Appliquez de la margarine sur un côté des tranches de pain. Maintenez 4 tranches sur la plaque de cuisson. Le côté margarine doit être tourné vers le bas. Répartir la moitié du houmous sur les tranches de pain. Disposer la choucroute sur le houmous. Maintenez les tranches d'avocat au-dessus de la choucroute. Répartissez le houmous sur les tranches restantes. Maintenez le côté houmous sur les tranches d'avocat. Faites cuire au four pendant 7 minutes. Retournez-les et faites-les cuire pendant 7 minutes supplémentaires.

La nutrition : Calories 340 kcal Graisse totale 16g Glucides 39g Protéines 10g Fibres 11g Sucres 1g

Soupe Capellini au Tofu et Crevettes

Temps de préparation: 20 min Temps de cuisson: 20 min Portions: 8

Ingrédients:

4 tasses de bok choy, tranchées Crevettes 100g, pelées, nettoyées 1 bloc de tofu ferme, coupé en carrés 1 pot de châtaignes d'eau tranchées, égouttées 1 bouquet d'échalotes, tranché 2 tasses de bouillon de poulet à teneur réduite en sodium 2 cuillères à café de sauce soja, réduite en sodium 2 tasses de capellini 2 cuillères à café d'huile de sésame Poivre blanc fraîchement moulu 1 cuillère à café de vinaigre de vin de riz

Les indications:

Versez le bouillon dans une casserole à feu moyen-vif. Porter à ébullition. Ajouter les crevettes, le chou chinois, l'huile et la sauce. Laisser bouillir et baisser le feu. Faire bouillir pendant 5 minutes. Ajouter les châtaignes d'eau, le poivre, le vinaigre, le tofu, les capellini et l'échalote. Cuire 5 minutes ou jusqu'à ce que les capellini soient juste tendres. Servir chaud.

Valeurs nutritionnelles:

Énergie: 205 Glucides: 20 g Lipides: 9 g Protéine: 9 g

Steaks de chou-fleur au tamarin et haricots

Temps de préparation : 5 minutes Temps de cuisson : 25 minutes Nombre de portions : 2

Ingrédients :

• ½ tasse d'huile d'olive • 90 grammes. de chou-fleur • 1 cuillère à café de poivre noir moulu • 2 cuillères à café de sel casher • 3 gousses d'ail hachées • 220 grammes. de haricots verts, hachés • 1/3 tasse de persil haché • ¾ cuillère à café de zeste de citron, râpé • 90 grammes. de parmesan, râpé • ¼ litre de chapelure panko • 1/3 tasse de tamarin • 1 litre de haricots blancs, rincés et égouttés • 1 cuillère à café de moutarde de Dijon • 2 cuillères à soupe de margarine

Directions :

Préchauffez le four à 215°. Retirez les feuilles et coupez les extrémités de la tige du chou-fleur. Maintenez le côté du noyau vers le bas sur le plan de travail. Coupez avec un couteau du centre vers le haut et vers le bas. Garde-le sur une plaque de cuisson. Appliquez 1 cuillère à soupe d'huile sur les deux côtés. Assaisonnez avec du poivre et du sel. Faites rôtir pendant 25 minutes. Tourner à mi-cuisson. Pendant ce temps, faites sauter les haricots verts avec 1 cuillère à soupe d'huile et du poivre. Disposez-les sur la plaque de cuisson en une seule couche. Dans un bol, mélangez au fouet le zeste de citron, l'ail, le persil, le sel, le poivre et l'huile. Conservez la moitié de ce mélange dans un autre bol. Ajouter le parmesan et le panko dans le premier bol. Mélangez avec vos mains. Ajoutez le tamarin et les haricots blancs dans le deuxième bol. Bien enrober le tout en remuant. Maintenant, fouettez ensemble la moutarde et la margarine. Répartir le mélange de margarine sur le chou-fleur. Saupoudrez le mélange de panko sur le chou-fleur. Ajoutez le mélange de haricots blancs à la feuille avec les haricots. Combinez. Laissez la feuille dans le four et faites-la rôtir pendant 5 minutes. Répartissez les haricots, le chou-fleur et le tamarin dans les assiettes.

La nutrition : Calories 1366 kcal Graisse totale 67g Glucides 166g Protéines 59g Fibres 41g Sucres 20g

Poulet au vin Marsala

Temps de préparation : 5 minutes Temps de cuisson : 25 minutes Portions : 4

Ingrédients :

1-1/2 poitrines de poulet, désossées et sans peau • 2 cuillères à soupe de margarine sans produits laitiers • ½ litre de champignons shiitake, tranchés et équeutés
• 450 g. de mini champignons Bella, tranchés et coupés en tiges • 2 cuillères à soupe d'huile d'olive extra vierge • 3 gousses d'ail hachées • 1 tasse d'échalotes hachées • 2 tasses de bouillon de poulet faible en sodium • ¾ d'un verre de vin Marsala sec • Poivre noir, sel kasher, feuilles de persil hachées

Directions :

Séchez les poitrines de poulet avec une serviette en papier.   Coupez-les en deux horizontalement.   Tenez chaque morceau entre les feuilles de papier sulfurisé. Utilisez le maillet pour battre jusqu'à obtenir une épaisseur d'un centimètre et demi.   Assaisonnez tous les côtés avec du poivre noir et du sel kosher.   Tremper dans la farine complète. Garder de côté.   Faites chauffer la poêle à une température moyenne.   Versez l'huile d'olive et la margarine dans la poêle.   Faites frire le poulet pendant 5 minutes. Travaillez par lots, sans surcharger le moule.   Transférer sur une plaque de cuisson. Mettez de côté.   Essuyez l'excédent de la casserole. Remettre sur le feu.   Ajouter le reste de la margarine et les champignons.   Faire sauter à haute température. Assaisonnez avec du poivre noir et du sel. Ajouter l'ail et les échalotes hachées dans la poêle.   Faire frire 3 minutes. Ajoutez le marsala. Baissez le feu pendant une minute.   Ajoutez le bouillon de poulet et faites cuire pendant 5 minutes. Transférez les escalopes de poulet dans la poêle. Répartissez la sauce par cuillères.   Garnir de persil.

La nutrition : Calories 546 Graisses totales 38g Glucides 41g Protéines 10g Fibres 5g Sucres 6g

Steaks de thon

Temps de préparation : 15 minutes Temps de cuisson : 15 minutes Nombre de portions : 2

Ingrédients :
1-1/2 tasses d'eau • 1 cuillère à soupe de jus de citron • Poivre et sel au goût • 1 cuillère à café de poivre de Cayenne • 2 steaks de thon • 3 kumquats, avec graines, tranchés et rincés • 1/3 tasse de coriandre, hachée • Budget total : 7 €

Directions :
Mélangez le jus de citron, le poivre de Cayenne et l'eau dans une casserole à feu moyen. Assaisonnez avec du poivre et du sel. Portez à ébullition. À ce stade, ajoutez les steaks de thon à ce mélange. Saupoudrer de coriandre et de kumquats. Faites cuire pendant 15 minutes. Le poisson doit se défaire facilement à la fourchette.

 La nutrition : Calories 141 kcal Graisse totale 1g Glucides 6g Fibres 2g Protéines 27g Sucres 3g Cholestérol 50mg

Saumon pour la friteuse

Temps de préparation : 6 minutes Temps de cuisson : 5 minutes Nombre de portions : 2

Ingrédients :
• 150 g de filets de saumon. • ¼ tasse de margarine • ¼ tasse de pistaches finement hachées • 1-1/2 cuillères à soupe d'aneth haché • 2 cuillères à soupe de jus de citron

Directions :
Préchauffez la friteuse à 210°. Arrosez le panier d'huile d'olive. Assaisonnez le saumon avec du poivre selon votre goût. Un assaisonnement universel peut également être appliqué. Mélanger la margarine, le jus de citron et l'aneth dans un bol. Versez une cuillerée sur les filets. Garnir les filets de pistaches hachées. Soyez généreux. Arrosez légèrement le saumon d'huile d'olive. Maintenant, faites frire les filets à l'air pendant 5 minutes. Sortez le saumon de la friteuse à l'aide d'une spatule. Conserver dans un plat. Garnir d'aneth.

La nutrition : Calories 305 kcal Graisse totale 21g Glucides 1g Protéines 28g Fibres 2g Sucres 3g Cholestérol 43mg Sodium 92mg

Salade de laitue iceberg et champignons

Temps de préparation: 10 minutes Temps de cuisson: 20 min Portions: 4

Ingrédients:

1 tête, grosse laitue iceberg, coupée en 6 quartiers égaux, garder un cœur, rincé, séché en essorage Pour la vinaigrette 1 boîte de 425 g. tiges et morceaux de champignons de Paris, rincés, bien égouttés 1 tasse de yogourt grec ¼ tasse de fromage cottage 2 cuillères à soupe. Jus de citron fraîchement pressé ½ tasse de vinaigre de vin blanc ½ cuillère à café poivre noir ¼ c. À thé stevia verte

Les indications:

À l'exception des champignons de Paris, mélanger tous les ingrédients de l'assaisonnement dans un bol. Mélanger jusqu'à consistance crémeuse. Si la vinaigrette est trop épaisse, ajoutez plus de vinaigre. Pliez les champignons. Divisez en 6 portions égales. Déposer 1 tranche de laitue dans une assiette. Complet avec 1 portion d'assaisonnement

Valeurs nutritionnelles:

Calories: 15 Glucides: 3 g Lipides: 0 g Protéine: 1 g

Roquette avec vinaigrette Gorgonzola

Temps de préparation: 10 minutes Temps de cuisson: 0 minutes Portions: 4

Ingrédients:

1 bouquet de roquettes, nettoyé 1 poire, tranchée finement 1 cuillère à soupe de jus de citron frais 1 gousse d'ail meurtrie 1/3 tasse de Gorgonzola, émietté 1/4 tasse de bouillon de légumes, réduit en sodium Poivre fraîchement moulu 4 cuillères à café d'huile d'olive 1 cuillère à soupe de vinaigre de cidre

Les indications:

Mettez les tranches de poire et le jus de citron dans un bol. Mélanger sur la doublure. Disposez les tranches de poire, avec la roquette, sur un plat de service. Dans un bol, mélanger le vinaigre, l'huile, le fromage, le bouillon, le poivre et l'ail. Laisser agir 5 minutes, retirer l'ail. Ajouter la vinaigrette et servir.

Valeurs nutritionnelles:

Calories: 145 Glucides: 23 g Lipides: 4 g Protéine: 6 g

Pot de riz et poulet

Temps de préparation: Cinq minutes Temps de cuisson: 25 minutes Portions: 4

Ingrédients:

450g de poitrines de poulet fermières désossées, sans peau ¼ tasse de riz brun ¾ lb. champignons de votre choix, tranchés 1 poireau haché ¼ tasse d'amandes moulues 1 tasse d'eau 1 cuillère à soupe. huile d'olive 1 tasse de haricots verts ½ tasse de vinaigre de cidre de pomme 2 cuillères à soupe. Farine tout usage 1 tasse de lait, faible en gras ¼ tasse de parmesan fraîchement râpé ¼ tasse de crème sure Une pincée de sel de mer, ajoutez-en si nécessaire poivre noir moulu, juste assez

Les indications:

Versez le riz brun dans une casserole. Ajoutez de l'eau. Couvrir et porter à ébullition. Baisser le feu, puis laisser mijoter 30 minutes ou jusqu'à ce que le riz soit cuit. Pendant ce temps, dans une casserole, ajouter la poitrine de poulet et verser juste assez d'eau pour couvrir - assaisonner de sel. Faire bouillir le mélange, puis baisser le feu et laisser mijoter 10 minutes. Coupez le poulet. Mettre de côté. Faites chauffer l'huile d'olive. Faites cuire les poireaux jusqu'à ce qu'ils soient tendres. Ajoutez les champignons. Versez le vinaigre de cidre de pomme dans le mélange. Faites dorer le mélange jusqu'à ce que le vinaigre se soit évaporé. Ajoutez la farine et le lait dans la casserole. Saupoudrer de parmesan et ajouter la crème sure. Assaisonner de poivre noir. Préchauffez le four à 180 degrés. Graisser légèrement une casserole avec de l'huile. Étalez le riz cuit dans la casserole, puis sur le poulet râpé et les haricots verts. Ajouter la sauce aux champignons et aux poireaux. Mettez les amandes dessus. Cuire dans les 20 minutes ou jusqu'à ce qu'ils soient dorés. Laisser refroidir avant de servir.

Valeurs nutritionnelles:

Calories: 401 Glucides: 54 g Lipides: 12 g Protéine: 20 g

Champignons poêlés au romarin

Temps de préparation : 10 minutes Temps de cuisson : 15 minutes Nombre de portions : 2

Ingrédients :

1 tasse de champignons 1 cuillère à café de romarin haché ½ cuillère à café de sel de mer 1 cuillère à soupe d'huile de sésame

Directions :

Recouvrez la plaque de cuisson de papier sulfurisé. Coupez les champignons en tranches grossières et placez-les dans le plat de cuisson. Saupoudrez les champignons de romarin haché, de sel marin et d'huile de sésame. Mélangez bien les légumes avec l'aide de vos paumes. Préchauffez le four à 180°. Faites cuire les champignons pendant 15 minutes.

La nutrition : Calories 70 kcal Graisses totales 7g Glucides 1,5g Protéines 1,1g Fibres 4g

Tarte shiitake et épinards

Temps de préparation: 10 minutes Temps de cuisson: 15 minutes Portions: 8

Ingrédients:

1 ½ tasse de champignons shiitake, hachés 1 ½ tasse d'épinards, hachés 3 gousses d'ail émincées 2 oignons, hachés 4 cuillères à café huile d'olive 1 oeuf 1 ½ tasse de quinoa, cuit 1 ½ cuillère à café assaisonnement italien 1/3 tasse de graines de tournesol grillées, moulues 1/3 tasse de pecorino râpé

Les indications:

Faites chauffer l'huile d'olive dans une casserole. Une fois chauds, faire sauter les champignons shiitake pendant 3 minutes ou jusqu'à ce qu'ils soient légèrement saisis. Ajoutez l'ail et l'oignon. Faire dorer pendant 2 minutes ou jusqu'à ce que ce soit parfumé et translucide. Mettre de côté. Dans la même casserole, faites chauffer l'huile d'olive restante. Ajoutez les épinards. Réduire le feu, puis laisser mijoter 1 minute, égoutter et transférer dans une passoire. Hachez finement les épinards et ajoutez-les au mélange de champignons. Ajoutez l'œuf au mélange d'épinards. Incorporer le quinoa cuit - arroser de vinaigrette italienne, puis remuer jusqu'à ce que le tout soit bien mélangé. Saupoudrez les graines de tournesol et le fromage. Divisez le mélange d'épinards en boulettes de viande - Faites cuire les boulettes de viande dans les 5 minutes ou jusqu'à ce qu'elles soient fermes et dorées. Servir avec du pain burger.

Valeurs nutritionnelles:

Calories: 43 Glucides: 9 g Lipides: 0 g Protéine: 3 g

Fusilli aux tomates cerises et chou frisé

Temps de préparation: 15 minutes Temps de cuisson: 15 minutes Portions: 4

Ingrédients:

¼ tasse de fusilli complet, cuit selon les instructions sur l'emballage 1 poignée de chou frisé, coupé en petits morceaux ½ tasse de tomates cerises coupées en quartiers 2 cuillères à soupe. liquide de cuisson ½ cuillère à soupe huile d'olive ¼ tasse de poireaux, tranchés finement 1 gousse d'ail émincée Une pincée de sel de mer Une pincée de poivre noir, juste assez 1 cuillère à café. amandes grillées, hachées pecorino, râpé, pour saupoudrer

Les indications:

Versez l'huile dans une casserole à feu vif. Ajoutez les poireaux et l'ail. Baisser le feu et faire revenir jusqu'à ce que les poireaux soient tendres, environ 2 minutes. Ajouter le chou et les tomates. Remuer jusqu'à ce que le chou soit flétri, environ 4 minutes. À l'exception du fromage, ajoutez les autres ingrédients. Remuez bien pour combiner. Placer le plat de pâtes sur une assiette et saupoudrer de pecorino. Servir.

Valeurs nutritionnelles:

Énergie: 510 Glucides: 42 g Lipides: 32 g Protéines: 16 g

Salade de chou et d'orange avec vinaigrette aux agrumes

Temps de préparation: 10 minutes Temps de cuisson: 0 minutes Portions: 8

Ingrédients:

1 cuillère à café de zeste d'orange râpé 2 cuillères à soupe de bouillon de légumes à teneur réduite en sodium 1 cuillère à café de vinaigre de cidre 4 tasses de chou rouge, haché 1 cuillère à café de jus de citron 1 fenouil, tranché finement 1 cuillère à café de vinaigre balsamique 1 cuillère à café de vinaigre de framboise 2 cuillères à soupe de jus d'orange frais 2 oranges, pelées, coupées en morceaux 1 cuillère à soupe de miel 1/4 cuillère à café de sel Poivre fraîchement moulu 4 cuillères à café d'huile d'olive

Les indications:

Mettez le jus de citron, le zeste d'orange, le vinaigre de cidre, le sel et le poivre, le bouillon, l'huile, le miel, le jus d'orange, le vinaigre balsamique et la framboise dans un bol et mélangez. Sortez les oranges, le fenouil et le chou. Mélanger sur la doublure. Valeurs nutritionnelles: Calories: 70 Glucides: 14 g Lipides: 0 g Protéine: 1 g Riz aux crevettes au beurre de citron Temps de préparation: 15 minutes Temps de cuisson: 10 minutes Portions: 3 Ingrédients: ¼ tasse de riz sauvage cuit ½ cuillère à café Beurre, divisé ¼ c. À thé huile d'olive 1 tasse de crevettes crues, pelées, nettoyées et égouttées ¼ tasse de pois surgelés, décongelés, rincés et égouttés 1 cuillère à soupe. Jus de citron, fraîchement pressé 1 cuillère à soupe. Ciboulette hachée Une pincée de sel de mer, au goût Les indications: Verser ¼ c. Beurrez et huilez dans le wok à feu moyen. Ajouter les crevettes et les pois. Faire sauter jusqu'à ce que les crevettes deviennent rose corail, environ 5 à 7 minutes. Ajouter le riz sauvage et cuire jusqu'à ce qu'il soit bien chaud, assaisonner de sel et de beurre. Transférer dans une assiette. Saupoudrer de ciboulette et de jus de citron. Servir.

Valeurs nutritionnelles:

Énergie: 510 Glucides: 0 g Lipides: 0 g Protéine: 0 g

Côtelettes d'agneau à l'ail et au romarin

Temps de préparation : 3 minutes Temps de cuisson : 10 minutes Nombre de portions : 2

Ingrédients :
4 côtelettes d'agneau   1 cuillère à café d'huile d'olive   2 cuillères à café de purée d'ail   Ail frais   Romarin frais

Directions :
Maintenez les côtes d'agneau dans la poêle.   Assaisonnez les côtes avec du poivre et du sel. Badigeonner d'un peu d'huile d'olive.   Ajoutez un peu de purée d'ail à chaque morceau.   Couvrez les espaces dans la poêle avec les gousses d'ail et les brins de romarin.   Réfrigérer pour mariner.   Retirer après 1 heure. Maintenez dans la friteuse et faites cuire pendant 5 minutes.   Utilisez la spatule pour retourner les côtes.   Ajoutez un peu d'huile d'olive et faites cuire pendant encore 5 minutes.   Mettez de côté pendant une minute.   Retirez le romarin et l'ail avant de servir.

La nutrition : Calories 678 kcal Graisses totales 38g Glucides 1g Protéines 83g Sucres 0g Cholestérol 257mg Sodium 200mg

Crevettes et légumes au curry

Temps de préparation : 10 minutes Temps de cuisson : 15 minutes Portions : 4

Ingrédients :
 • 3 cuillères à soupe d'huile de noix de coco • 1 oignon, tranché • 2 tasses de chou-fleur, coupé en bouquets • 1 tasse de lait de coco • 1 cuillère à soupe de curry en poudre • ¼ tasse de persil frais, haché • 450 g. de crevettes, sans queue

Directions :
Faites fondre l'huile de noix de coco à feu moyen-élevé dans une poêle. Ajouter l'oignon et le chou-fleur et faire cuire jusqu'à ce qu'ils soient tendres.   Ajoutez le lait de coco, le curry et le persil dans la poêle. (N'hésitez pas à ajouter d'autres épices de votre choix. Le curcuma vous donnera un coup de pouce anti-inflammatoire encore plus important). Faites cuire pendant encore 2 à 3 minutes.   Ajoutez les crevettes dans la poêle et faites-les cuire jusqu'à ce qu'elles soient opaques.

La nutrition : Calories 332 kcal Graisses totales 22g Glucides 11g Protéines 24g Sodium 309 mg

Risotto aux champignons et à l'épeautre

Temps de préparation : 2 minutes Temps de cuisson : 28 minutes Portions : 5

Ingrédients :

• 3 cuillères à soupe d'huile de noix de coco fondue • 4 tasses de bouillon de poulet faible en sodium • 340 grammes. de mini champignons Bella, coupés en tranches • ½ oignon jaune, haché • 3 gousses d'ail hachées • 1 cuillère à soupe de thym, haché • ¾ de verre de vin blanc sec • 1-1/2 tasses d'épeautre biologique • 1 cuillère à café de jus de citron • ¾ tasse de parmesan végétalien • ¾ tasse de petits pois • Poivre noir moulu, sel casher, persil haché

Directions :

Mettez le bouillon de poulet dans une casserole et portez-le à frémissement.   Faites chauffer l'huile de noix de coco à température moyenne dans une casserole.   Ajouter le sel kosher et l'oignon. Faites frire pendant 6 minutes. Remuez fréquemment.   Mettez la flamme à feu vif. Ajoutez maintenant les champignons. Mélangez le tout en remuant.   Faites cuire pendant 2 minutes supplémentaires. Les champignons doivent devenir mous.   Ajoutez le thym et l'ail. Faire frire pendant une minute, en remuant de temps en temps.   Ajoutez le pain grillé et l'épeautre et faites cuire pendant encore 1 minute. Continuez à remuer. Versez le vin blanc. Faites cuire pendant 3 minutes. Remuez souvent. Le vin doit être absorbé complètement.   Ajoutez le bouillon chaud dans la marmite. Mélangez bien le tout.   Baissez la flamme et laissez cuire pendant 30 minutes. Remuez toutes les 15 minutes.   Ajoutez le jus de citron et le parmesan râpé. Remuez pour tout mélanger.   Ajoutez les petits pois. Assaisonnez avec du poivre et du sel.   Retirez la marmite du feu. Laisser couvert pendant 5 minutes.   Garnir de feuilles de thym et de persil.

La nutrition : Calories 397 kcal Graisse totale 25g Glucides 29g Protéines 14g Sucres 5g Fibres 5g Cholestérol 32mg Sodium 429mg

Choux de Bruxelles au beurre

Temps de préparation : 7 minutes Temps de cuisson : 20 minutes Portions : 4

Ingrédients :

• 280 grammes de choux de Bruxelles • 50 grammes de jambon cru • 3 cuillères à café de beurre • 1 tasse d'eau • 1 cuillère à café de sel

Directions :

Hachez le jambon et mettez-le dans le plat à gratin.   Faites-le rôtir jusqu'à ce qu'il devienne croustillant.   Ajoutez ensuite l'eau et les choux de Bruxelles.   Portez le mélange à ébullition et fermez le couvercle.   Faites bouillir les légumes pendant 15 minutes.
Ensuite, égouttez ½ de tout le liquide et ajoutez le beurre.   Mélangez le tout jusqu'à ce que le beurre soit fondu et portez une nouvelle fois la farine à ébullition dans le liquide du beurre.   Servez les choux de Bruxelles arrosés du beurre liquide.

La nutrition : Calories 76 kcal Graisses totales 5g Glucides 6,5g Protéines 5,1g Fibres 4g

Haricots noirs dans une marmite instantanée

Temps de préparation : 15 minutes Temps de cuisson : 15 minutes Portions : 8

Ingrédients :

• 2 tasses de haricots noirs, rincés et séchés • 1 oignon jaune, haché • 2 cuillères à soupe d'huile d'olive extra vierge • 2 gousses d'ail écrasées • 1 piment jalapeno, coupé en tranches • 2 poivrons jaunes ou rouges, privés de la tige et des graines • 1 poignée de coriandre • ½ cuillère à café de flocons de piment rouge • 2 cuillères à café de cumin moulu • 2 cuillères à café de sel casher

Directions :

Gardez les haricots noirs dans la cocotte et couvrez-les d'eau froide pendant 6 heures. Égoutter et rincer. Faites chauffer l'huile et ajoutez l'ail, les oignons et le sel. Faites frire pendant 5 minutes. Ajoutez le jalapeno, le poivron, les flocons de piment rouge, le poivre noir et le cumin. Faites sauter pendant 3 minutes supplémentaires. Remuez fréquemment. Ajoutez maintenant les tiges de coriandre, les haricots, l'eau et un peu plus de sel. Mélangez bien le tout en remuant. Faites cuire pendant 7 minutes. Libérer naturellement.

La nutrition : Calories 144 kcal Graisses totales 8g Glucides 14g Protéines 4g Sucres 1g Fibres 4g Cholestérol 0mg Sodium 606mg

Poulet au popcorn

Temps de préparation : 15 minutes Temps de cuisson : 10 minutes Portions : 4

Ingrédients :

• 680 grammes. de poitrines de poulet, désossées et sans peau • ½ cuillère à café de paprika • ¼ cuillère à café de moutarde, moulue • ¼ cuillère à café de poudre d'ail • 3 cuillères à soupe d'arrow-root

Directions :

Coupez le poulet en morceaux et conservez-le dans un bol. Dans un autre bol, mélanger le paprika, la poudre d'ail, la moutarde, le sel et le poivre. Gardez une cuillère à café de mélange d'assaisonnement. Saupoudrez l'autre côté sur le poulet. Enrobez le poulet uniformément, en remuant. Mélangez l'assaisonnement réservé et l'arrow-root dans un sac en plastique. Mélangez bien le tout en secouant. Gardez les morceaux de poulet dans le sac. Fermez et secouez pour enrober uniformément le sac. Transférer le poulet dans une passoire à mailles. Secouez l'excédent d'arrow-root. Laisser de côté pendant 5 à 10 minutes. L'arrow-root doit commencer à être absorbé par le poulet. Préchauffez la friteuse à 200°. Appliquez un peu d'huile sur le panier de la friteuse. Gardez les morceaux de poulet à l'intérieur. Ils ne doivent pas se chevaucher. Appliquer le spray de cuisson. Faites cuire jusqu'à ce que le poulet ne soit plus rose.

La nutrition : Calories 156 kcal Graisses totales 4g Glucides 6g Protéines 24g Sucres 0g Fibres 1g Cholestérol 65mg Sodium 493mg

Poulet et chou-fleur épicés

Temps de préparation : 5 minutes Temps de cuisson : 25 minutes Portions : 4

Ingrédients :

• 900 grammes de poitrines de poulet, sans peau, désossées et coupées en cubes • 1 cuillère à soupe de vinaigre de riz • 4 cuillères à soupe de miel brut • 6 cuillères à soupe d'amino de noix de coco • 2 gousses d'ail, hachées • 900 grammes. de chou-fleur, bouquets séparés • ½ verre d'eau • 1 cuillère à soupe de farine complète • 2 cuillères à soupe d'huile d'olive • 3 oignons verts, hachés • 2 cuillères à soupe de graines de sésame

Directions :

Mélangez dans un bol 3 cuillères à soupe de miel avec 3 cuillères à soupe d'amino de noix de coco, de l'ail, du vinaigre et du poulet. Chauffez une poêle avec la moitié de l'huile à feu moyen, ajoutez le chou-fleur et remuez, puis laissez cuire pendant 5 minutes et transférez-le dans un bol. Faites chauffer la poêle avec le reste de l'huile à feu moyen, égouttez le poulet, conservez la marinade et ajoutez-le dans la poêle. Remuez et faites cuire pendant 6 minutes. Dans un autre bol, mélangez le reste des acides aminés avec le reste du miel, l'eau, la farine complète et la marinade réservée. Ajoutez au poulet, couvrez la poêle et laissez cuire à feu doux pendant 10 minutes, retirez du feu, ajoutez le chou-fleur et remuez. Répartir dans les assiettes, parsemer d'oignons verts et de graines de sésame et servir. Profitez-en !

La nutrition : Calories 250 kcal Graisses totales 4g Glucides 10g Protéines 12g

Mélange de saumon et de patates douces

Temps de préparation : 10 minutes Portions : 4

Ingrédients :

1 kilo et demi de patates douces cuites au four et coupées en cubes • 1 cuillère à soupe d'huile d'olive • 4 onces de saumon fumé, coupé en petits morceaux • 1 cuillère à soupe de ciboulette hachée • 2 cuillères à café de raifort • ¼ tasse de crème de noix de coco • Sel et poivre noir au goût

Directions :

Dans un bol, fouettez la crème de coco avec le sel, le poivre, le raifort et la ciboulette. Ajoutez le saumon et les pommes de terre, mélangez et servez immédiatement. Amusez-vous bien !

La nutrition : Calories 233 kcal Graisses totales 6g Glucides 37g Protéines 9g Fibres 5g

Purée d'oignons au citron

Temps de préparation : 15 minutes Temps de cuisson : 15 minutes Portions : 4

Ingrédients :
2 oignons blancs • 110 g. de chou-fleur • ¼ tasse de crème épaisse • 110 g. de fromage Cheddar, râpé • ½ cuillère à café de sel rose • 1 cuillère à café de poivre blanc • ½ cuillère à café de zeste de citron • 1 cuillère à café de jus de citron • 1 cuillère à café de beurre

Directions :
Epluchez l'oignon et coupez-le en morceaux. Mettez l'oignon haché et le beurre dans la casserole. Mixez le chou-fleur jusqu'à obtenir un riz de chou-fleur. Ajoutez également le riz au chou-fleur dans la cocotte. Ajouter le sel rose, le poivre blanc, le zeste de citron et le jus de citron. Remuez. Fermez le couvercle et faites cuire la masse pendant 5 minutes à feu moyen. Ajoutez ensuite le cheddar râpé et la crème double. Remuez bien jusqu'à ce que le fromage soit fondu. Fermez le couvercle et faites cuire la purée pendant encore 5 minutes à feu doux. Éteignez le feu et fermez le couvercle. Laissez refroidir la purée de citron et d'oignon pendant 10 minutes.

La nutrition : Calories 171 kcal Graisses totales 13,5 g Glucides 6,5 g Protéines 8,1 g Fibres 4 g

Mélange de riz brun et de poulet

Temps de préparation : 10 minutes Temps de cuisson : 10 minutes Portions : 4

Ingrédients :
• 1½ tasse de riz brun, cuit • 1½ cuillères à soupe de sucre de coco • 1 tasse de bouillon de poulet • 2 cuillères à soupe d'amino de noix de coco • 110 grammes. de poitrine de poulet désossée et sans peau coupée en petits morceaux • 1 œuf • 2 blancs d'œufs • 2 échalotes hachées

Directions :
Mettez le bouillon dans une casserole, chauffez à feu moyen-doux et ajoutez les aminos de coco et le sucre, remuez, portez à ébullition, ajoutez le poulet et remuez. Dans un bol, mélanger l'œuf avec les blancs d'œufs, bien battre et ajouter au poulet. Saupoudrez les oignons verts et faites cuire pendant 3 minutes sans remuer. Répartissez le riz dans 4 bols, ajoutez le mélange de poulet et servez. Profitez-en !

La nutrition : Calories 231 kcal Graisses totales 11g Glucides 8g Protéines 9g Fibres 7g

Boulettes de bœuf au curry

Temps de préparation : 4 minutes Temps de cuisson : 22 minutes Portions : 6

Ingrédients :

Pour les boulettes de viande : 450 g. de bœuf haché maigre • 2 œufs bio, battus • 3 cuillères
à soupe d'oignon rouge, haché • ¼ tasse de feuilles de basilic frais, hachées • 1 1/2 cm de
gingembre frais finement haché • 4 gousses d'ail, finement hachées • 3 piments thaïlandais
bec d'oiseau, hachés • 1 cuillère à café de sucre de coco • 1 cuillère à soupe de pâte de curry
rouge • Sel, au goût • 1 cuillère à soupe de sauce de poisson • 2 cuillères à soupe d'huile de
noix de coco Pour le Cari : • 1 oignon rouge, haché • Sel, au goût • 4 gousses d'ail, hachées •
1 morceau de gingembre frais de 1 cm. et ½, haché • 2 piments thaïlandais à bec d'oiseau,
hachés • 2 cuillères à soupe de pâte de curry rouge • 400 ml de lait de coco • ¼ cuillère à
café de sel et de poivre noir moulu, au goût Pour Curry : 1 oignon rouge, haché • Sel, au goût
• 4 gousses d'ail, hachées • 1 morceau de gingembre frais de 1 cm. et ½, haché • 2 piments
thaïlandais à bec d'oiseau, hachés • 2 cuillères à soupe de pâte de curry rouge • 400 ml de
lait de coco • ¼ cuillère à café de sel et de poivre noir moulu, au goût • Quartiers de lime

Directions :

Pour les boulettes de viande, dans un bol, ajouter tous les ingrédients sauf l'huile et
mélanger jusqu'à ce qu'ils soient bien combinés.   Formez des boules avec la pâte.   faire
fondre l'huile de coco à feu moyen dans une grande poêle à frire   Ajoutez les boulettes de
viande et faites-les cuire pendant 3 à 5 minutes.   Transférez les boulettes de viande dans un
bol. Dans la même poêle, ajoutez l'oignon et une pincée de sel et faites-le frire pendant
environ 5 minutes.   Ajouter l'ail, le gingembre et les piments et faire frire pendant environ
1 minute.   Ajouter la pâte de curry et faire sauter pendant environ 1 minute.   Ajoutez le lait
de coco et les boulettes de viande et laissez mijoter.   Baissez le feu à doux et laissez mijoter,
à couvert, pendant environ 10 minutes.   Servir avec une garniture de quartiers de citron
vert.

La nutrition : Calories 444 kcal Graisse totale 15g Glucides 20g Protéines 37g Fibres 2

Poitrines de poulet et champignons

Temps de préparation : 5 minutes Temps de cuisson : 25 minutes Portions : 6

Ingrédients :

• 1 350 g. de poitrines de poulet, sans peau et désossées • 1 oignon jaune, haché • 1 gousse d'ail hachée • Une pincée de sel et de poivre noir • 10 champignons, hachés • 1 cuillère à soupe d'huile d'olive • 2 poivrons rouges, coupés en petits morceaux

Directions :

Mettez le poulet dans un plat à four, ajoutez l'oignon, l'ail, le sel, le poivre, les champignons, l'huile et les poivrons. Remuez brièvement et faites cuire au four à 210° pendant 25 minutes. Répartir dans les assiettes et servir. Profitez-en ! La nutrition : Calories 285 kcal Graisse totale 11g Glucides 13g Protéines 16g Fibres 1g

Chou avec pomme

Temps de préparation : 15 minutes Temps de cuisson : 9 minutes Portions : 2-4

Ingrédients :

• 2 cuillères à café d'huile de noix de coco • 1 grosse pomme, évidée et tranchée finement • 1 oignon, tranché finement • 1 kg et demi de chou finement haché • 1 cuillère à soupe de thym frais, haché • 1 poivron rouge haché • 1 cuillère à soupe de vinaigre de cidre de pomme • 2/3 tasse d'amandes, hachées

Directions :

Dans une poêle antiadhésive, faites fondre 1 cuillère à café d'huile de noix de coco à feu moyen. Ajouter la pomme et faire frire pendant environ 2 à 3 minutes. Transférer la pomme dans un bol. Dans la même poêle, faites fondre 1 cuillère à café d'huile de noix de coco à feu moyen. Ajoutez l'oignon et faites-le frire pendant environ 1 à 2 minutes. Ajoutez le chou et faites-le frire pendant environ 3 minutes. Ajoutez la pomme, le thym et le vinaigre et faites cuire, à couvert, pendant environ 1 minute. Servir chaud avec une garniture d'amandes.

La nutrition : Calories : 106 kcal Protéines : 2,68 g Lipides : 2,73 g Glucides : 21,07 g

Courge d'été rôtie et bulbe de fenouil

Temps de préparation : 15 minutes Temps de cuisson : 15 minutes Portions : 4

Ingrédients :
• 2 petites courges d'été, coupées en cubes de 1 pouce • 1½ tasse de bulbe de fenouil, tranché • 1 cuillère à soupe de thym frais, haché • 1 cuillère à soupe d'huile d'olive extra vierge • ¼ cuillère à café de sel et de poivre noir moulu, au goût • ¼ tasse d'ail, finement tranché • 1 cuillère à soupe de fenouil haché

Directions :
Préchauffez le four à 220°. Ajoutez tous les ingrédients, sauf l'ail et les feuilles de fenouil, et remuez pour bien enrober le bol. Transférer le mélange dans un moule à large bord. Faites rôtir pendant environ 10 minutes. Retirer du four et incorporer l'ail émincé. Faites rôtir pendant encore 5 minutes. Retirez du four et incorporez les feuilles de fenouil. Servez immédiatement.

La nutrition : Calories : 66 Graisses : 4g Graisses saturées : 1g Glucides : 8g Fibres : 2g Sucre : 0g Protéines : 2g Sodium : 167mg

Choux de Bruxelles rôtis et patates douces

Temps de préparation : 15 minutes Temps de cuisson : 45 minutes Portions : 6-8

Ingrédients :
• 2 grosses patates douces, pelées et coupées en morceaux de 1 à 2 pouces • 450 g. de choux de Bruxelles, coupés et coupés en deux 2 gousses d'ail hachées • 1 cuillère à café de cumin moulu • ½ cuillère à café de sel d'ail • ¼ cuillère à café de sel et de poivre noir moulu, au goût • 1/3 tasse d'huile d'olive • 1 cuillère à soupe de vinaigre de cidre de pomme • Thym frais haché, pour la garniture

Directions :
Préchauffez le four à 235°. Graissez une plaque à pâtisserie. Dans un bol, ajoutez tous les ingrédients, sauf le vinaigre et le thym, et mélangez-les pour bien les enrober. Transférez le mélange dans le moule préparé. Faites rôtir pendant encore 40-45 minutes. Transférer le mélange de légumes dans un plat de service et arroser de vinaigre. Garnir de thym et servir.

La nutrition : Calories : 127 kcal Protéines : 2,48 g Graisses : 9,18 g Glucides : 10,38 g

Purée de pommes de terre

Temps de préparation : 15 minutes Temps de cuisson : 20 minutes Portions : 32

Ingrédients :
• 10 grosses pommes de terre au four, pelées et coupées en dés • 3 cuillères à soupe d'huile d'olive, divisées • 1 oignon, haché • 1 cuillère à soupe de curcuma moulu • ½ cuillère à café de cumin moulu • ¼ cuillère à café de sel et de poivre noir moulu, au goût

Directions :
Dans une grande casserole d'eau, ajouter les pommes de terre et porter à ébullition à feu moyen-élevé. Faites cuire pendant environ 20 minutes. Egouttez-les bien et transférez-les dans un bol. Avec un presse-purée, écrasez les pommes de terre. Pendant ce temps, dans une poêle, faites chauffer 1 cuillère à soupe d'huile à feu moyen-élevé. Ajoutez l'oignon et faites-le frire pendant environ 6 minutes. Ajoutez le mélange d'oignons dans le bol avec la purée de pommes de terre. Ajouter le curcuma, le cumin, le sel et le poivre noir et écraser jusqu'à ce que le tout soit bien combiné. Incorporer le reste de l'huile et servir.

La nutrition : Calories : 103 Graisses : 4g Graisses saturées : 2g Glucides : 23g Fibres : 2g Sucre : 1g Protéines : 8g Sodium : 224mg

Purée de patates douces crémeuse

Temps de préparation : 15 minutes Temps de cuisson : 21 minutes Portions : 4

Ingrédients :
• 10 grosses pommes de terre au four, pelées et coupées en dés • 3 cuillères à soupe d'huile d'olive, divisées • 1 oignon, haché • 1 cuillère à soupe de curcuma moulu • ½ cuillère à café de cumin moulu • ¼ cuillère à café de sel et de poivre noir moulu, au goût

Directions :
Dans une grande poêle, faire chauffer l'huile à feu moyen-élevé. Ajoutez la patate douce et faites-la frire pendant environ 2 à 3 minutes. Ajouter le curcuma et faire frire pendant environ 1 minute. Ajouter l'ail et faire frire pendant environ 2 minutes. Ajouter le bouillon et porter à ébullition. Baissez la flamme à feu doux et laissez cuire pendant environ 10 à 15 minutes ou jusqu'à ce que tout le liquide ait été absorbé. Transférer le mélange de patates douces dans un bol. Ajoutez le lait de coco, le sel et le poivre noir et écrasez bien. Garnir de pistaches et servir.

La nutrition : Calories : 110 Graisses : 5g Glucides : 16g Protéines : 1g

Riz de chou-fleur au gingembre

Temps de préparation : 15 minutes Temps de cuisson : 10 minutes Portions : 3-4

Ingrédients :
3 cuillères à soupe d'huile de noix de coco   4 tranches de gingembre frais (0,3 cm d'épaisseur)   1 petite tête de chou-fleur, décortiquée et transformée en riz   3 gousses d'ail écrasées   1 cuillère à soupe de ciboulette hachée   1 cuillère à soupe de vinaigre de noix de coco   Sel, au goût

Directions :
Dans une poêle, faites fondre l'huile de noix de coco à feu moyen-élevé. Ajouter le gingembre et faire frire pendant environ 2-3 minutes.   Retirez les tranches de gingembre et incorporez le chou-fleur et l'ail.   Faire cuire, en remuant de temps en temps, pendant environ 7-8 minutes. Mélangez les autres ingrédients et retirez du feu.   Servir immédiatement

La nutrition : Calories : 111 kcal Protéines : 1,48 g Graisses : 10,42 g Glucides : 4,49 g

Riz au chou-fleur épicé

Temps de préparation : 15 minutes Temps de cuisson : 10 minutes Portions : 4

Ingrédients :
• 3 cuillères à soupe d'huile de noix de coco • 1 petit oignon blanc, haché • 3 gousses d'ail, hachées • 1 grosse tête de chou-fleur, pelée et transformée en riz • ½ cuillère à café de cumin moulu • ½ cuillère à café de paprika • ¼ cuillère à café de sel et de poivre noir moulu • 1 grosse tomate, coupée en petits morceaux • ¼ tasse de pâte de tomate • ¼ tasse de coriandre fraîche hachée • Coriandre fraîche, hachée, pour la garniture • 2 citrons verts, coupés en quartiers

Directions :
Faites fondre l'huile de coco à feu moyen-élevé dans une grande poêle. Ajoutez l'oignon et faites-le frire pendant environ 2 minutes.   Ajouter l'ail et faire frire pendant environ 1 minute.   Incorporer le riz au chou-fleur.   Ajouter le cumin, le paprika, le sel et le poivre noir et faire cuire, en remuant de temps en temps, pendant environ 2 à 3 minutes.   Ajoutez la tomate, le concentré de tomate et la coriandre et faites cuire pendant environ 2-3 minutes.   Garnir de coriandre et servir avec du citron vert.

La nutrition : Calories : 137 kcal Protéines : 2,73 g Lipides : 10,69 g Glucides : 11,1 g

Riz brun simple

Temps de préparation : 10 minutes Temps de cuisson : 50 minutes Portions : 4

Ingrédients :
1 tasse de riz brun   2 tasses de bouillon de poulet   1 cuillère à soupe de curcuma moulu 1 cuillère à soupe d'huile d'olive

Directions :
Dans une casserole, ajoutez le riz, le bouillon et le curcuma et portez à ébullition. Réduisez le feu à un niveau bas. Laissez mijoter, à couvert, pendant environ 50 minutes.
Ajoutez l'huile d'olive et mélangez avec une fourchette. Réservez, couvert, pendant environ 10 minutes avant de servir.

La nutrition : Calories : 227 kcal Protéines : 26,16 g Graisses : 11,75 g Glucides : 2,5 g

Quinoa aux abricots

Temps de préparation : 15 minutes Temps de cuisson : 12 minutes Portions : 4

Ingrédients :
• 2 tasses d'eau • 1 tasse de quinoa • ½ cuillère à café de gingembre frais, finement râpé • ½ tasse d'abricots secs, hachés grossièrement • ¼ cuillère à café de sel et de poivre noir fraîchement moulu

Directions :
Dans une casserole, ajouter de l'eau à feu vif et porter à ébullition. Ajoutez le quinoa et réduisez le feu à moyen. Couvrez et réduisez la flamme au minimum. Laissez mijoter pendant environ 12 minutes. Retirez du feu et incorporez immédiatement le gingembre et les abricots. Réservez, couvert, pendant environ 15 minutes avant de servir.

La nutrition : Calories : 196 kcal Protéines : 6,56 g Graisses : 2,66 g Glucides : 37,49 g

Mélange de carottes nature

Temps de préparation : dix minutes   Temps de cuisson : 40 minutes   Portions : 6

Ingrédients :
• 15 carottes, coupées en deux dans le sens de la longueur • 2 cuillères à soupe de sucre de coco • ¼ tasse d'huile d'olive extra vierge biologique • ½ cuillère à café de romarin séché • ½ cuillère à café de poudre d'ail • Une pincée de poivre noir

Directions :
Dans un bol, mélangez les carottes avec le sucre, l'huile, le romarin, la poudre d'ail et le poivre noir, mélangez bien, étalez sur une plaque de cuisson tapissée, mettez au four et faites cuire à 200° pendant 40 minutes.   Répartir dans des assiettes et servir comme plat d'accompagnement.   Amusez-vous bien !

Nutrition : calories 211, lipides 2, fibres 6, glucides 14, protéines 8

Savoureuses asperges grillées

Temps de préparation : 10 minutes   Temps de cuisson : 6 minutes   Portions : 4

Ingrédients :
• 900 grammes. d'asperges, pelées 2 cuillères à soupe d'huile d'olive biologique • Une pincée de sel et de poivre noir

Directions :
Dans un bol, mélangez les asperges avec le sel, le poivre et l'huile et remuez bien.   Placez les asperges sur le gril préchauffé à feu moyen-élevé, faites-les cuire pendant 3 minutes, répartissez-les dans des assiettes et servez-les en accompagnement.   Amusez-vous bien !

Nutrition : calories 172, lipides 4, fibres 7, glucides 14, protéines 8

Carottes rôties faciles

Temps de préparation : dix minutes Temps de cuisson : 30 minutes   Portions : 4

Ingrédients :
900 grammes. carottes, coupées en quartiers Une pincée de poivre noir   3 cuillères à soupe d'huile d'olive   2 cuillères à soupe de persil haché

Directions :
Placez les carottes dans un plat à four tapissé, ajoutez du poivre noir et de l'huile, mélangez-les, mettez-les au four et faites-les cuire à 200° pendant une demi-heure.   Ajouter le persil, remuer, répartir dans les assiettes et servir comme plat d'accompagnement.   Amusez-vous bien !

Nutrition : calories 177, lipides 3, fibres 6, glucides 14, protéines 6.

Gâteaux aux crevettes

Temps de préparation : 10 minutes Temps de cuisson : 10 minutes Nombre de portions : 24

Ingrédients :
• un demi-kilo de crevettes tigrées décortiquées, décortiquées et hachées • pincée de sel de mer et de poivre noir • 2 cuillères à soupe d'huile d'olive • un demi-kilo de porc haché • 1 œuf, battu • 2 cuillères à soupe de farine de noix de coco • 2 cuillères à soupe de bouillon de poulet • 1 cuillère à café d'amino de noix de coco • 1 tige d'oignon vert, hachée • 1 cuillère à café de gingembre frais râpé

Directions :
Mélanger les crevettes avec le porc, le sel, le poivre, l'œuf, le bouillon, les acides aminés, l'oignon, le gingembre et la farine dans un bol. Mélangez bien et formez des gâteaux de taille moyenne avec cette pâte. À feu moyen-élevé, chauffez une poêle à frire avec de l'huile. Ajoutez les tartes et faites-les cuire pendant 5 minutes de chaque côté. Répartir dans les assiettes et servir avec une salade d'accompagnement.   Amusez-vous bien !

Nutrition : calories 281, lipides 8, fibres 7, glucides 19, protéines 8.

Calmars italiens

Temps de préparation : 10 minutes Temps de cuisson : 30 minutes Portions : 6

Ingrédients :
420 g de tomates en boîte hachées   1,5 kg de calmars, nettoyés, avec les tentacules séparés et coupés en fines bandes   1 gousse d'ail, émincée   ½ tasse de boue végétale   1 bouquet de persil haché   Une pincée de flocons de piment rouge   Jus de citron   Un filet d'huile d'olive   ¼ cuillère à café de sel de mer et de poivre noir

Directions :
Sur un feu moyen-élevé, chauffer une poêle avec de l'huile Ajouter l'ail et les flocons de poivre, remuer et faire cuire pendant 2 à 3 minutes. Ajoutez les calamars, remuez et faites cuire pendant 3 minutes supplémentaires. Ajouter les tomates, le bouillon, le jus de citron, le sel et le poivre, porter à ébullition, puis réduire le feu à moyen et laisser cuire pendant 25 minutes. Ajoutez le persil, remuez, répartissez dans des bols et servez.   Amusez-vous bien !

Nutrition : calories 228, lipides 2, fibres 4, glucides 11, protéines 39.

Vivaneau au piment

Temps de préparation : 10 minutes Temps de cuisson : 20 minutes Nombre de portions : 2

Ingrédients :
• 2 filets de vivaneau rouge, désossés et sans peau • 3 cuillères à soupe de pâte de piment • ¼ cuillère à café de sel de mer et de poivre noir • 1 cuillère à soupe d'amino de noix de coco • 1 gousse d'ail hachée • ½ cuillère à café de gingembre frais râpé • 2 cuillères à café de graines de sésame grillées • 2 cuillères à soupe d'huile d'olive • 1 oignon vert haché • 2 cuillères à soupe de bouillon de poulet

Directions :
Sur feu moyen-élevé, chauffez une poêle avec de l'huile. Ajoutez le gingembre, l'oignon et l'ail, remuez et faites cuire pendant 2 minutes. Ajoutez la pâte de piment, les acides aminés, le sel, le poivre et le bouillon, remuez et faites cuire pendant 3 minutes supplémentaires. Ajouter les filets de poisson, remuer doucement et faire cuire pendant 5-6 minutes de chaque côté. Répartir dans les assiettes, saupoudrer de graines de sésame et servir. Amusez-vous bien !

Nutrition : calories 261, lipides 10, fibres 7, glucides 15, protéines 16

Bruschetta à la purée de pois chiches

Temps de préparation : 12 minutes Temps de cuisson : 0 minute Portions : 4

Ingrédients :
• 1 boîte de pois chiches, rincés et égouttés • 1 tasse d'épinards ou de roquette (sans emballage) • 2 cuillères à soupe d'oignon de printemps, haché • 1 gousse d'ail • 10 feuilles de basilic • 1 petite tomate, coupée en quartiers • 6-7 moitiés de noix • ½ citron, pressé • ¼ tasse de petites olives noires • 1 cuillère à soupe d'huile d'olive

Directions :
Mélangez les pois chiches, les épinards ou la roquette, l'oignon, l'ail, le basilic, la tomate, les noix, le jus de citron, les olives et l'huile d'olive dans un robot culinaire. Pétrissez quelques fois pour obtenir une consistance bien mélangée mais en morceaux. Coupez la baguette de blé entier en morceaux et faites-la griller. Répartissez le mélange de pois chiches et servez. Si vous préférez, vous pouvez utiliser des chips de pita ou faire des wraps de laitue.

La nutrition : Calories 255, lipides 12 g, glucides 31 g, protéines 8 g, sodium 415 mg

Légumes et haricots à la puttanesca

Temps de préparation : 15 minutes Temps de cuisson : 1 heure Portions : 6

Ingrédients :
• 3 tasses d'eau • 2 tasses de haricots de Lima séchés, trempés pendant la nuit • ¾ tasse d'olives kalamata dénoyautées • ½ tasse d'olives vertes dénoyautées • ½ tasse de tomates séchées au soleil dans l'huile d'olive (facultatif) • 1 petit oignon jaune • 2 gousses d'ail • 2 cuillères à café de câpres • 2 cuillères à soupe d'huile d'olive extra vierge • 2 tasses de légumes hachés (chou, bette à carde, pissenlit ou bette à carde sont très bien) • 4 anchois ou 1-2 cuillères à café de pâte d'anchois (facultatif) • ½ cuillère à café de poivre noir

Directions :
Mettre l'eau et les haricots de Lima dans une grande casserole et porter à ébullition à feu moyen-élevé. Après l'ébullition, réduire le feu à doux, couvrir et laisser mijoter pendant environ 45 minutes. Les haricots doivent être tendres. Quand ils le sont, égouttez-les bien. Combinez les olives, les tomates séchées au soleil, l'oignon, l'ail et les câpres dans un robot culinaire et hachez-les jusqu'à ce qu'ils soient grossiers. À feu moyen-élevé, faites chauffer 2 cuillères à soupe d'huile dans une grande poêle. Lorsqu'il est chaud, ajouter le mélange d'olives et faire cuire pendant environ 5 minutes, ou jusqu'à ce que les oignons soient tendres. Ajoutez les légumes, les anchois et le poivre noir. Remuez et faites cuire pendant encore 4 minutes environ, puis ajoutez les haricots. Faites chauffer le tout et servez.

La nutrition : Calories 314, lipides 19 g, glucides 28 g, protéines 8 g, sodium 927 m

Bols de quinoa méditerranéens

Temps de préparation : 15 minutes Temps de cuisson : 0 minute Portions : 6

Ingrédients :

Sauce aux poivrons rouges grillés : 1 boîte de 450 g de poivrons rouges rôtis, égouttés (ou rôtis seuls) 1 gousse d'ail ½ cuillère à café de sel (plus selon le goût) Le jus d'un citron ¼ tasse d'huile d'olive • ½ tasse d'amandes

Pour les bols :

3 tasses de quinoa cuit 3 tasses d'épinards ou de chou frisé 1 tasse de concombre haché ½ tasse de fromage feta ½ tasse d'olives kalamata

Options :

houmous basilic ou persil frais huile d'olive, jus de citron, sel, poivre

Directions :

Préparez la sauce. Dans un robot culinaire, combinez les ingrédients de la sauce et mélangez jusqu'à ce qu'elle soit presque lisse. Il doit être épais. Construisez les bols. Commencez par une portion de quinoa cuit. Recouvrir de la sauce au poivre rouge, puis ajouter une partie des autres assaisonnements.

La nutrition : Calories 407, lipides 23 g, glucides 41 g, protéines 11 g, sodium 853 mg

Salade de trois haricots à l'ananas

Temps de préparation : 10 minutes plus 3 heures de refroidissement Temps de cuisson : 0 minute Portions : 6

Ingrédients :

• 1 boîte de 420 g. de haricots noirs, égouttés et rincés • 2 boîtes de 550 g de pois chiches égouttés et rincés • 1 ½ tasse de tomates cerises, coupées en deux • 1 tasse d'edamame décortiqué, décongelé si congelé • 1 tasse de grains de maïs • 1 tasse d'ananas, haché finement • ½ tasse de coriandre finement hachée • 3 gousses d'ail, hachées • 2 cuillères à soupe d'huile d'olive extra vierge • 2 cuillères à soupe de vinaigre de cidre de pomme • 1 cuillère à café de piment en poudre • ½ cuillère à café de sel • ½ cuillère à café de flocons de piment rouge • ½ cuillère à café de cumin • Croustilles pour servir (facultatif)

Directions :

Dans un grand bol, mélanger les haricots noirs, les pois chiches, les tomates, les edamames, le maïs, l'ananas, la coriandre et l'ail. Mélangez bien. Dans un autre bol, mélangez l'huile d'olive, le vinaigre de cidre de pomme, la poudre de piment, le sel, les flocons de piment rouge et le cumin. Réfrigérer pendant 2 heures, en remuant de temps en temps. Servir avec des Chips ou préparer des wraps de laitue.

La nutrition : Calories 287, lipides 8 g, glucides 43 g, protéines 14 g, sodium 209 mg.

Omelette aux poireaux et aux blettes

Temps de préparation : 5 minutes Temps de cuisson : 35 minutes Portions : 5

Ingrédients :

• 1 cuillère à soupe d'huile d'olive ou d'avocat, plus si nécessaire • 1 poireau finement haché • 1 ½ tasse de pommes de terre, coupées en cubes • 1 tasse de blettes, hachées • 1 cuillère à café de sel de mer fin, divisé en deux parties • 1 gousse d'ail, hachée • ½ tasse de tomates cerises • 10 gros œufs • ½ cuillère à café de poivre noir • ½ cuillère à café de paprika • ½ cuillère à café de curcuma

Directions :

Préchauffez le four à 190°. Faites chauffer l'huile dans une poêle à frire. Lorsqu'il est chaud, faites cuire les poireaux pendant 1 à 2 minutes, puis ajoutez les pommes de terre et faites cuire encore 5 minutes. Ajoutez les blettes dans la poêle et faites-les cuire jusqu'à ce qu'elles soient tendres. Saupoudrez de la moitié du sel et ajoutez l'ail et les tomates. Battre ensemble les œufs, le reste du sel, le poivre, le paprika et le curcuma et verser le mélange dans la poêle. Transférez le moule dans le four et faites-le cuire pendant environ 25 minutes, ou jusqu'à ce qu'il soit ferme.

La nutrition : Calories 224, lipides 12 g, glucides 13 g, protéines 14 g, sodium 684 mg

Burger de dinde grecque avec tzatziki

Temps de préparation : 20 minutes Temps de cuisson : 35 minutes Portions : 4

Ingrédients :

• Burger à la dinde • 1 cuillère à soupe d'huile d'olive extra vierge • ½ tasse d'oignon doux haché • 2 gousses d'ail, hachées • 1 œuf • ½ tasse de persil frais haché • ½ cuillère à café d'origan séché • ¼ cuillère à café de flocons de piment rouge • 450 g. de dinde hachée • ¾ tasse de chapelure • ¼ cuillère à café de sel et de poivre noir fraîchement moulu • 1 lot de sauce tzatziki, pour servir • 4 pains à hamburger, pour servir

Directions :

Préchauffez le four à 190°. Faites chauffer l'huile et faites revenir les oignons et l'ail jusqu'à ce qu'ils soient tendres dans une petite poêle à feu moyen. Mettez de côté jusqu'à ce qu'ils refroidissent. Une fois refroidi, mélangez les assaisonnements avec l'œuf, le persil, l'origan, les flocons de piment rouge et la dinde hachée. Ajoutez la chapelure, assaisonnez de sel et de poivre et mélangez délicatement jusqu'à ce que tout soit bien mélangé. Façonnez le mélange en quatre galettes. Vaporisez une poêle à four avec un spray antiadhésif et faites-la chauffer à feu moyen-élevé. Placez les galettes dans la poêle et saisissez-les des deux côtés, environ 2 minutes par côté. Transférez le moule dans le four et faites cuire pendant environ 15 minutes, ou jusqu'à ce que les hamburgers soient cuits. En attendant que les hamburgers cuisent, préparez la sauce tzatziki en mélangeant tous les ingrédients. Lorsque les hamburgers sont prêts, les garnir de la sauce tzatziki et des autres garnitures souhaitées.

La nutrition : Calories 326, lipides 14 g, glucides 22 g, protéines 27 g, sodium 109

Salade Poke au thon d'Ahi saisi

Temps de préparation : 20 minutes Temps de cuisson : 105 minutes Portions : 6

Ingrédients :
Poke de thon Ahi saisi 20 wrappers wonton carrés coupés en bandes (utilisez des tortillas de maïs pour les rendre sans gluten) 2 cuillères à soupe d'huile d'olive ¼ tasse de sauce soja 1 cuillère à café de fécule de maïs ¼ d'une tasse d'an ¼ tasse de miel
1 cuillère à café de sauce à l'ail et au chili 2 cuillères à soupe d'huile de sésame grillé 6 tranches de thon ahi (110 g) 2 cuillères à soupe de graines de sésame noir et blanc

Pour la salade
4 à 8 tasses de légumes printaniers ½ tasse de coriandre fraîche 1 tasse d'ananas frais, coupé en cubes 1 avocat, coupé en tranches 1 jalapeño ou poivron rouge, coupé en tranches Vinaigrette Hula au gingembre (1 tasse et demie) ½ tasse d'huile de sésame au piment fort ¼ tasse de sauce soja 2 cuillères à soupe de jus d'ananas 2 cuillères à soupe de vinaigre de riz 1 cuillère à café de sauce à l'ail et au piment ou sriracha ou autre au goût 1 cuillère à soupe de tahini 1 citron vert, coupé et pressé 2 cuillères à café de gingembre frais, râpé 1 gousse d'ail, hachée 1 cuillère à soupe de graines de sésame noir et blanc grillées

Directions :
Préchauffez le four à 200°. Graissez une plaque à pâtisserie avec de l'huile d'olive et disposez les bandes de wonton en une seule couche. Saupoudrez-les de sel. Faites cuire les bandes pendant environ 5 minutes, ou jusqu'à ce qu'elles soient dorées et croustillantes. Mettez les bandes terminées de côté pour l'instant. Versez la sauce soja dans une casserole, puis fouettez la maïzena jusqu'à ce qu'elle soit incorporée. Ajoutez le jus d'ananas, le miel et la sauce pimentée. Portez le mélange à ébullition à feu moyen-élevé, puis réduisez la température et laissez mijoter pendant 3 à 5 minutes, ou jusqu'à ce que la sauce commence à épaissir. Mettez la sauce épaissie de côté. Versez l'huile de sésame dans une grande poêle et faites-la chauffer à feu vif. Faites cuire les steaks de thon pendant 1 à 2 minutes de chaque côté. Badigeonnez le mélange de sauce soja épaissi de chaque côté et faites cuire encore 1-2 minutes. Arrosez avec la sauce de manière à ce que chaque côté soit bien couvert. Lorsque les steaks sont prêts, saupoudrez chaque côté de graines de sésame.   Préparez la salade. Dans un saladier, mélangez les légumes, la coriandre, l'ananas, l'avocat et le piment jalapeño. Remuez pour tout mélanger. Préparez la vinaigrette en combinant tous les ingrédients et en fouettant bien. Dresser les légumes, compléter avec le thon saisi et les chips wonton. Garnir d'un peu de vinaigrette et servir.

Nutrition : (avant d'ajouter la vinaigrette) Calories 447, lipides 18 g, glucides 45 g, protéines 32 g, sodium 856 mg Valeur nutritive : (portion = 2 cuillères à soupe) (vinaigrette seulement) Calories 103, lipides 10 g, glucides 3 g, protéines 1 g, sodium 346 mg

Œufs poêlés avec asperges et tomates

Temps de préparation : 10 minutes Temps de cuisson : 20 minutes Portions : 4

Ingrédients :
900 g d'asperges 1 kg de tomates cerises 2 cuillères à soupe d'huile d'olive 4 œufs 2 cuillères à café de thym frais haché Sel et poivre au goût

Directions :
Préchauffez le four à 200°. Préparez une plaque de cuisson en la vaporisant de spray antiadhésif ou d'huile d'olive. Disposez les asperges en une couche régulière sur la feuille et complétez avec les tomates cerises. Versez l'huile d'olive sur les légumes et assaisonnez de sel et de poivre. Faites rôtir les légumes jusqu'à ce que les asperges soient tendres et que les tomates aient ramolli (environ 10 minutes). Casser ensuite les œufs sur les légumes cuits et assaisonner de sel, de poivre et de thym. Remettez la plaque dans le four et faites cuire jusqu'à ce que les blancs d'œufs soient montés en neige mais que les jaunes soient encore mous. Retirez du four et servez.

La nutrition : Calories 158, lipides 11 g, glucides 13 g, protéines 11 g

Bol Bouddha anti-inflammatoire

Temps de préparation : 10 minutes Temps de cuisson : 30 minutes Portions : 4

Ingrédients :
• 900 grammes. de bouquets de chou-fleur, sans tige • 2 cuillères à soupe plus une cuillère à café d'huile d'olive extra vierge, divisée par deux • 1 cuillère à café de curcuma • Sel et poivre • 280 grammes de chou frisé, haché • 1 gousse d'ail hachée • 8 betteraves moyennes, cuites, pelées et coupées en petits morceaux • 2 avocats, coupés en cubes • 2 tasses de bleuets frais • 1/3 tasse de noix crues, hachées

Directions :
Préchauffez le four à 210°. Recouvrez une plaque à pâtisserie de papier d'aluminium et vaporisez le papier d'aluminium avec de l'huile de noix de coco ou d'olive. Mélangez le chou-fleur haché avec 1 cuillère à soupe d'huile d'olive et le curcuma. Placez le tout sur la plaque de cuisson préparée. Assaisonnez avec du sel et du poivre et transférez la plaque de cuisson au four. Faites cuire au four pendant environ 30 minutes. Lorsque le chou-fleur est presque prêt, faites chauffer 1 cuillère à café d'huile d'olive dans une grande poêle. Ajoutez le chou et faites-le cuire jusqu'à ce qu'il commence à se flétrir, puis ajoutez l'ail. Lorsque le chou-fleur et le chou sont prêts, assemblez les bols. Commencez par le chou, puis ajoutez le chou-fleur, les betteraves, l'avocat, les myrtilles et les noix. Servez et appréciez !

La nutrition : Calories 450, lipides 27 g, glucides 49 g, protéines 13 g, sodium 377 mg

Bols de crevettes au gingembre et au miel

Temps de préparation : 20 minutes Temps de cuisson : 6 minutes Nombre de portions : 2

Ingrédients :

Pour les crevettes : • 2 cuillères à soupe de miel • 2 cuillères à soupe de sauce aminée à la noix de coco ou de soja • 1 cuillère à café de gingembre frais, haché • 2 gousses d'ail, hachées • 340 g. de grosses crevettes crues, décortiquées et décortiquées • 2 cuillères à café d'huile d'avocat • Citron vert, sel de mer et poivre fraîchement moulu au goût Pour la salade : • 4 tasses de légumes de votre choix • ½ tasse de carottes hachées • ½ tasse de radis râpés • 4 oignons verts, tranchés • ¼ tasse de coriandre, hachée • 1 avocat, coupé en tranches

Pour la vinaigrette :

2 cuillères à soupe de jus de citron vert 2 cuillères à soupe d'huile d'olive extra vierge 2 cuillères à café d'amino de noix de coco 1 cuillère à soupe de miel 1 gousse d'ail, émincée ½ cuillère à café de poudre de gingembre Sel marin et poivre au goût

Directions :

Dans un bol, mélangez au fouet le miel, les coconut aminos (ou la sauce soja), le gingembre et l'ail comme indiqué dans les ingrédients des crevettes. Placez les crevettes dans un sac refermable et versez-y le mélange de marinade. Manipulez le sac pour vous assurer que toutes les crevettes sont couvertes. Réfrigérer pendant que vous préparez la salade et la vinaigrette. Dans une grande poêle, faites chauffer l'huile d'avocat à feu moyen-élevé. Lorsqu'il est chaud, ajoutez les crevettes et la marinade et faites-les cuire pendant environ 3 minutes. Retournez les crevettes et laissez cuire pendant 3 minutes supplémentaires ou jusqu'à ce que les crevettes soient entièrement cuites et que la sauce ait un peu épaissi. Assaisonnez avec le jus de citron vert, le sel et le poivre. Préparez la salade dans un bol en mélangeant tous les ingrédients. Répartissez la salade en 2 portions et garnissez-la de la moitié des crevettes. Préparez la sauce en mélangeant au fouet tous les ingrédients. Recouvrez la salade de la vinaigrette et servez.

La nutrition : Calories 516, lipides 32 g, glucides 47 g, protéines 12 g, sodium 636 mg

Galettes de saumon

Temps de préparation : 30 minutes Temps de cuisson : 50 minutes Portions : 5

Ingrédients :
• un demi-kilo de saumon frais • 1 cuillère à soupe d'huile d'olive • Sel casher et poivre noir fraîchement moulu • ¼ tasse d'huile d'olive • ¼ tasse de beurre non salé • 1 oignon rouge, coupé en petits cubes • 3 branches de céleri, coupées en petits cubes • 1 petit poivron rouge, coupé en cubes • 1 petit poivron jaune, coupé en cubes • ¼ tasse de persil plat frais haché • 1 cuillère à soupe de câpres, égouttées • ½ cuillère à café de sauce piquante • ½ cuillère à café de sauce Worcestershire • 1 cuillère à café d'assaisonnement Old Bay • 3 tranches de pain rassis, sans croûte • ½ tasse de mayonnaise • 1 cuillère à café de moutarde • 2 œufs, légèrement battus

Directions :
Préchauffez le four à 190°. Tapissez une plaque à pâtisserie de papier sulfurisé et placez le saumon, côté peau vers le bas. Badigeonnez-les d'huile d'olive et faites-les cuire au four pendant 15 à 20 minutes, ou jusqu'à ce qu'elles soient cuites. Laisser refroidir pendant 10 minutes, puis réfrigérer jusqu'à refroidissement complet. Dans une grande poêle à feu moyen-élevé, faites chauffer la moitié de l'huile d'olive et la moitié du beurre. Ajouter l'oignon, le céleri, les poivrons, le persil, les câpres, la sauce piquante, le Worcestershire, le Old Bay, le sel et le poivre au goût. Laissez cuire pendant environ 15 minutes, ou jusqu'à ce que les légumes soient tendres. Retirez du feu et laissez refroidir. Faites légèrement griller le pain et émiettez-le. Avec une fourchette, déchiqueter délicatement le saumon froid dans un bol. Ajouter la mayonnaise, la moutarde et les œufs. Ajoutez ensuite la chapelure et les légumes refroidis. Placez le mélange au réfrigérateur pendant environ 20 minutes, puis formez des galettes. (Vous devriez obtenir environ 10 galettes). Dans une grande poêle, faites chauffer l'huile et le beurre restants. Lorsqu'il est chaud, ajoutez les galettes et faites-les cuire pendant environ 3-4 minutes par côté, jusqu'à ce qu'elles soient dorées. Transférez les galettes cuites dans une assiette recouverte de papier absorbant pour les égoutter.

La nutrition : Calories 503, lipides 43 g, glucides 12 g, protéines 17 g, sodium 458 mg

Salade de thon aux haricots blancs

Temps de préparation : 5 minutes Temps de cuisson : 0 minute Nombre de portions : 2

Ingrédients :

• 1 boîte de thon blanc, emballé dans de l'huile d'olive • 420 grammes. de haricots blancs ou de haricots cannellini, rincés et égouttés • ½ tasse d'oignon rouge ou doux haché • ¼ tasse de persil frais, haché • ¼ tasse de céleri, haché • 1 cuillère à soupe de basilic frais, haché • 1 cuillère à soupe d'huile d'olive extra vierge • 2 cuillères à café de vinaigre de cidre de pomme • Sel et poivre au goût

Directions :

Dans un bol, faites éclater le thon dans l'huile. Ajoutez les haricots. Mélangez l'oignon, le persil, le basilic et le céleri. Mélangez le tout en veillant à ce que le thon soit bien réparti. Ajoutez l'huile d'olive, le vinaigre, le sel et le poivre. Remuez à nouveau pour tout combiner.

La nutrition : Calories 276, lipides 11 g, glucides 23 g, protéines 26 g, sodium 526 mg

Courge musquée farcie aux pois chiches

Temps de préparation : 10 minutes Temps de cuisson : 1 heure 15 minutes Portions : 4

Ingrédients :

Pour le potiron : • 2 petites courges musquées, coupées en deux dans le sens de la longueur et épépinées • 2 cuillères à soupe et demie d'huile d'olive • 1 ¼ tasse de grains de maïs frais Pour la farce : • 1 tasse de quinoa cuit dans 2 tasses d'eau ou de bouillon de légumes • 1 boîte de pois chiches (400 g.), égouttés • ¼ tasse d'oignon rouge, coupé en dés • 1 tasse de poivrons rouges rôtis, coupés en dés • ½ tasse de persil frais, haché • ¾ tasse de pignons de pin • 1/3 tasse d'huile d'olive • ¼ tasse de vinaigre de cidre de pomme • Sel et poivre noir fraîchement moulu • ½ tasse de gruyère râpé

Directions :

Préchauffez le four à 200°. Recouvrez 2 plaques à pâtisserie de papier d'aluminium et vaporisez-les d'un spray de cuisson antiadhésif. Frottez les moitiés de potiron avec un peu d'huile d'olive et assaisonnez de sel et de poivre. Disposez les citrouilles (côté coupé vers le bas) sur l'une des plaques de cuisson préparées. Faites cuire jusqu'à ce que le potiron commence à devenir tendre (environ 20-25 minutes). Répartissez les grains de maïs sur l'autre plaque de cuisson et arrosez-les avec le reste de l'huile d'olive. Faites cuire pendant 8 à 10 minutes, ou jusqu'à ce que le maïs commence à brunir. Préparez la garniture. Placez le quinoa cuit dans un bol et ajoutez le maïs rôti, les pois chiches, l'oignon rouge, les poivrons rouges, le persil et les pignons. Dans un plus petit bol, fouettez ensemble l'huile d'olive et le vinaigre de cidre de pomme. Assaisonnez avec du sel et du poivre selon votre goût et ajoutez au mélange de maïs et de pois chiches. Remuez pour que tout soit bien enrobé de la vinaigrette. Remplir chaque moitié de citrouille d'un peu de garniture, saupoudrer de fromage râpé et remettre au four jusqu'à ce que le fromage fonde.

La nutrition : Calories 201, lipides 9 g, glucides 29 g, protéines 3 g, sodium 110 mg

Salade d'œufs à alimentation propre

Temps de préparation : 10 minutes Temps de cuisson : 0 minute Nombre de portions : 2

Ingrédients :
• 6 œufs bio durs élevés en pâturage • 1 avocat • ¼ tasse de yogourt grec • 2 cuillères à soupe de mayonnaise à l'huile d'olive • 1 cuillère à café d'aneth frais • Sel de mer au goût • Laitue pour servir

Directions :
Écraser les œufs durs et l'avocat ensemble. Ajouter le yaourt grec, la mayonnaise à l'huile d'olive et l'aneth frais. Assaisonnez avec du sel de mer. Servir sur un lit de laitue.

Nutrition : Total des glucides : 18g Fibres : 10g Protéines : 23g Total des graisses : 38g Calories : 486

Chili aux haricots blancs

Temps de préparation : 10 minutes Temps de cuisson : 20 minutes Portions : 4

Ingrédients :
• ¼ tasse d'huile d'olive extra vierge • 2 petits oignons coupés en cubes de 3,80 cm. • 2 branches de céleri, coupées en fines tranches • 2 petites carottes, pelées et tranchées finement • 2 gousses d'ail, hachées • 2 cuillères à café de cumin moulu • 1½ cuillère à café d'origan séché • 1 cuillère à café de sel • ¼ cuillère à café de poivre noir fraîchement moulu • 3 tasses de bouillon de légumes • 1 boîte de haricots blancs (440 g.), égouttés et rincés • ¼ de persil plat frais finement haché • 2 cuillères à café de zeste de citron râpé ou haché

Directions :
Faire chauffer l'huile à feu vif dans un faitout. Ajouter les oignons, le céleri, les carottes et l'ail et faire frire jusqu'à ce qu'ils soient tendres, 5 à 8 minutes. Ajouter le cumin, l'origan, le sel et le poivre et faire griller les épices, environ 1 minute. Versez le bouillon et portez à ébullition. Laissez mijoter, ajoutez les haricots et laissez cuire, partiellement couverts et en remuant de temps en temps, pendant 5 minutes pour développer les saveurs. Incorporer le persil et le zeste de citron et servir.

Nutrition : Calories 300 Graisses totales : 15g Glucides totaux : 32g Sucre : 4g Fibres : 12g Protéines : 12g Sodium : 1183mg

Thon au citron

Temps de préparation : 5 minutes Temps de cuisson : 18 minutes Portions : 4

Ingrédients :
• 4 steaks de thon • 1 cuillère à soupe d'huile d'olive • ½ cuillère à café de paprika fumé • ¼ cuillère à café de grains de poivre noir, broyés • Jus de 1 citron • 4 échalotes hachées • 1 cuillère à soupe de ciboulette hachée

Directions :
Chauffez une poêle avec de l'huile à feu moyen-élevé, ajoutez les échalotes et faites-les sauter pendant 2 minutes. Ajoutez les steaks de thon et faites-les blanchir pendant 2 minutes de chaque côté. Ajoutez les autres ingrédients, remuez délicatement, placez la plaque dans le four et faites cuire à 180° pendant 12 minutes. Répartissez le tout dans des assiettes et servez pour le déjeuner.

Nutrition : calories 324, lipides 1, fibres 2, glucides 17, protéines 22

Poulet cuit au four avec olives, tomates et basilic

Temps de préparation : 10 minutes Temps de cuisson : 45 minutes Portions : 4

Ingrédients :
8 cuisses de poulet Petites tomates italiennes 1 cuillère à soupe de poivre noir et de sel 1 cuillère à soupe d'huile d'olive 15 feuilles de basilic (grandes) Petites olives noires

Directions :
Faites mariner les morceaux de poulet avec toutes les épices et l'huile d'olive et laissez-les pendant un certain temps. Assemblez les morceaux de poulet dans un plat à four à rebord et garnissez-les de tomates, de feuilles de basilic, d'olives et de piment. Faites cuire le poulet dans un four préchauffé à 200° pendant 40 minutes. Faites cuire jusqu'à ce que le poulet soit tendre et que les tomates, le basilic et les olives soient cuits. Garnir de persil frais et de zeste de citron.

Nutrition : Calories 304 Glucides : 18g Graisses : 7g Protéines : 41g

Ratatouille

Temps de préparation : 10 minutes Temps de cuisson : 25 minutes Portions : 8

Ingrédients :

1 courgette moyenne coupée en cubes • 3 cuillères à soupe d'huile d'olive extra vierge • 2 poivrons, coupés en dés • 1 courge jaune, moyenne et coupée en dés • 1 oignon, gros et coupé en dés • 800 g. de tomates entières, pelées • 1 aubergine moyenne coupée en cubes avec la pelure • Sel et poivre, si nécessaire • 4 brins de thym frais • 5 gousses d'ail, hachées

Directions :

Pour commencer, faites chauffer une grande poêle à feu moyen-élevé. Une fois chaude, versez l'huile, l'oignon et l'ail. Faites frire le mélange d'oignons pendant 3 à 5 minutes ou jusqu'à ce qu'ils soient ramollis. Ensuite, mélangez l'aubergine, le poivre, le thym et le sel dans la poêle. Remuez bien. À ce stade, faites cuire pendant 5 minutes supplémentaires ou jusqu'à ce que les aubergines ramollissent. Ensuite, ajoutez les courgettes, les poivrons et le potiron dans la poêle et poursuivez la cuisson pendant 5 minutes supplémentaires. Ajoutez ensuite les tomates et mélangez bien. Une fois que tout est ajouté, remuez bien jusqu'à ce que tout soit mélangé. Laissez mijoter pendant 15 minutes. Enfin, vérifiez l'assaisonnement et ajoutez du sel et du poivre si nécessaire. Garnir de persil et de poivre noir moulu.

Nutrition : Calories : 103Kcal Protéines : 2g Glucides : 12g Lipides : 5g

Soupe de boulettes de poulet

Temps de préparation : 10 minutes Temps de cuisson : 30 minutes Portions : 4

Ingrédients :

 900 grammes de poitrine de poulet, sans peau, désossée et hachée • 2 cuillères à soupe de coriandre hachée • 2 œufs, battus • 1 gousse d'ail hachée • ¼ tasse d'oignons verts, hachés • 1 oignon jaune, haché • 1 carotte, coupée en tranches • 1 cuillère à soupe d'huile d'olive • 5 tasses de bouillon de poulet • 1 cuillère à soupe de persil haché • Une pincée de sel et de poivre noir

Directions :

Dans un bol, mélanger la viande avec les œufs et les autres ingrédients, à l'exception de l'huile, de l'oignon jaune, du bouillon et du persil ; mélanger et former des boulettes de taille moyenne avec ce mélange. Faites chauffer une poêle avec de l'huile à feu moyen, ajoutez l'oignon jaune et les boulettes de viande et faites-les frire pendant 5 minutes. Ajoutez le reste des ingrédients, remuez, portez à ébullition et faites cuire à feu moyen pendant encore 25 minutes. Versez la soupe dans des bols et servez.

Nutrition : 200 calories, 2 lipides, 2 fibres, 14 glucides, 12 protéines.

Salade de chou à l'orange avec vinaigrette aux agrumes

Temps de préparation : 10 minutes Temps de cuisson : 0 minute Portions : 8

Ingrédients :
• 1 cuillère à café de zeste d'orange, râpé • 2 cuillères à soupe de bouillon de légumes à teneur réduite en sodium • 1 cuillère à café de vinaigre de cidre de pomme • 4 tasses de chou rouge, râpé • 1 cuillère à café de jus de citron • 1 bulbe de fenouil, coupé en fines tranches • 1 cuillère à café de vinaigre balsamique • 1 cuillère à café de vinaigre de framboise • 2 cuillères à soupe de jus d'orange frais • 2 oranges, pelées et coupées en morceaux • 1 cuillère à soupe de miel • 1/4 cuillère à café de sel • Poivre fraîchement moulu • 4 cuillères à café d'huile d'olive

Directions :
Placez le jus de citron, le zeste d'orange, le vinaigre de cidre, le sel et le poivre, le bouillon, l'huile, le miel, le jus d'orange, le vinaigre balsamique et la framboise dans un bol et fouettez. Extraire les oranges, le fenouil et le chou. Remuer pour tout enrober.

Nutrition : Calories 70 Glucides : 14g Graisses : 0g Protéines : 1g

Soupe verte

Temps de préparation : 10 minutes Temps de cuisson : 5 minutes Nombre de portions : 2

Ingrédients :
• 1 tasse d'eau • 1 tasse d'épinards frais emballés • ½ de 1 citron, pelé • 1 courgette, petite et tranchée • 2 cuillères à soupe de persil frais et haché • 1 branche de céleri, hachée • Sel de mer et poivre noir, si nécessaire • ½ avocat, mûr • ¼ tasse de basilic • 2 cuillères à soupe de graines de chia • 1 gousse d'ail, hachée

Directions :
Pour préparer cette soupe fouettée facile, placez tous les ingrédients dans un mélangeur à haute vitesse et mélangez pendant 3 minutes ou jusqu'à ce que la soupe soit lisse. Ensuite, il peut être servi froid, ou réchauffé à feu doux pendant quelques minutes.

Nutrition : Calories : 250Kcal Protéines : 6.9g Glucides : 18.4g Lipides : 18.1g

Sandwich à la pizza Pepperoni

Temps de préparation : 20 minutes Temps de cuisson : 40 minutes Portions : 4

Ingrédients :

• 1 portion (450 g.) de mélange à pain solidifié, décongelé • 2 œufs énormes, isolés • 1 cuillère à soupe de parmesan moulu • 1 cuillère à soupe d'huile d'olive • 1 cuillère à café de persil haché et croquant • 1 cuillère à café d'origan séché • 1/2 cuillère à café de poudre d'ail • 1/4 cuillère à café de poivre • 220 grammes de salami épicé tranché • 2 tasses de mozzarella cheddar partiellement écrémé, râpée • 1 pot (110 g.) De tiges et de morceaux de champignons, épuisés • 1/4 à 1/2 tasse de rondelles de poivrons assaisonnés • 1 poivron vert moyen, coupé en dés • 1 pot d'olives pré-coupées (60 g.) • 420 grammes de sauce tomate pour pizza

Directions :

Préchauffez le four à 180°. Sur une feuille de préparation huilée, étalez la pâte en un carré d'environ 38x25 cm. Dans un petit bol, mélanger les jaunes d'œufs, le parmesan, l'huile, le persil, l'origan, la poudre d'ail et le poivre. Brossez le mélange. Parsemer de salami, mozzarella, cheddar, champignons, poivrons, poivrons verts et olives. Remontez, façon confiture, en commençant par un long côté ; serrez le pli pour sceller et rabattez les extrémités vers le bas. Placez la portion avec le côté plié vers le bas ; badigeonnez de blanc d'œuf. Essayez de ne pas le laisser monter. Faites cuire jusqu'à ce que la pâte prenne une couleur foncée et brillante et qu'elle soit bien cuite, 35-40 minutes. Faites chauffer la sauce à pizza ; présentez-la avec la partie coupée.

Nutrition : Calories : 387 kcal, Protéines : 18,15 g, Lipides : 33,14 g, Glucides : 2,79 g

Gaspacho de betteraves

Temps de préparation : 10 minutes Temps de cuisson : 10 minutes Portions : 4

Ingrédients :

• 550 grammes de haricots du Nord, rincés et égouttés • ¼ cuillère à café de sel casher • 1 cuillère à soupe d'huile d'olive extra vierge • ½ cuillère à café d'ail frais et haché • 1 sachet de 170 g. de flocons de saumon rose • 2 cuillères à soupe de jus de citron, fraîchement pressé • 4 oignons verts, tranchés finement • ½ cuillère à café de poivre noir moulu • ½ cuillère à café de zeste de citron râpé • ¼ tasse de persil plat frais haché

Directions :

Tout d'abord, placez le zeste de citron, l'huile d'olive, le jus de citron, le poivre noir et l'ail dans un bol de taille moyenne et mélangez avec un fouet. Mélanger les haricots, les oignons, le saumon et le persil dans un autre bol de taille moyenne et bien mélanger. Versez ensuite la vinaigrette au jus de citron sur le mélange de haricots. Remuez bien jusqu'à ce que l'assaisonnement enrobe le mélange de haricots. Servez et appréciez.

Nutrition : Calories 131Kcal, Protéines:1.9g Glucides : 14.8g Graisses : 8.5g

Rigatoni au potiron cuit au four

Temps de préparation : 10 minutes Temps de cuisson : 1 heure 30 minutes Portions : 4

Ingrédients :

• 1 énorme courge musquée • 3 gousses d'ail • 2 cuillères à soupe d'huile d'olive • 1 kg de rigatonis • 1/2 cuillère à soupe de crème épaisse • 3 cuillères à soupe de fontine détruite • 2 cuillères à soupe de sauge tranchée • 1 cuillère à soupe de sel • 1 cuillère à café de poivre naturellement moulu • 1 cuillère à soupe de chapelure panko

Directions :

Préchauffez le four à 220°. Pendant ce temps, dans un grand bol, mélangez le potiron, l'ail et l'huile d'olive jusqu'à ce qu'ils soient couverts. Placez le tout sur une grande feuille d'aluminium et faites cuire jusqu'à ce que le potiron soit tendre, environ 60 minutes. Transférer le moule sur une grille et laisser refroidir légèrement, environ 10 minutes. Réduisez le four à 175°. Pendant ce temps, faites chauffer une grande casserole d'eau salée jusqu'à ébullition et faites cuire les rigatoni selon les indications du paquet. Filtrez et placez dans un endroit sûr. À l'aide d'un mixeur ou d'un robot culinaire, réduisez en purée le potiron mis de côté avec la crème jusqu'à obtention d'une consistance lisse. Dans un grand bol, mélangez la purée de citrouille avec les rigatoni, 2 tasses de fromage fontina, le sel et le poivre. Badigeonnez d'huile d'olive le fond et les côtés d'un plat de cuisson de 23 par 33 cm. Transférez le mélange de rigatoni et de citrouille dans le plat. Dans un petit bol, mélanger le reste du fromage fontina et le panko. Saupoudrer sur la pâte et chauffer jusqu'à ce qu'elle soit foncée et brillante, 20 à 25 minutes.

Nutrition : Calories : 654 kcal, Protéines : 34,43 g, Lipides : 47,92 g, Glucides : 23,17 g

Soupe de capellini avec tofu et crevettes

Temps de préparation : 10 minutes Temps de cuisson : 20 minutes Portions : 8

Ingrédients :

• 4 tasses de bok choy, tranché • 110 g. livre de crevettes, décortiquées et épépinées • 1 bloc de tofu solide, coupé en carrés • 1 bocal de châtaignes d'eau tranchées, égouttées • 1 botte d'échalotes, tranchées • 2 tasses de bouillon de poulet à teneur réduite en sodium • 2 cuillères à café de sauce soja à teneur réduite en sodium • 2 tasses de capellinis • 2 cuillères à café d'huile de sésame • Poivre blanc fraîchement moulu • 1 cuillère à café de vinaigre de vin de riz

Directions :

Versez le bouillon dans une casserole à feu moyen-élevé. Portez à ébullition. Ajoutez les crevettes, le bok choy, l'huile et la sauce. Laissez bouillir et baissez le feu à faible intensité. Laissez mijoter pendant 5 minutes. Ajoutez les châtaignes d'eau, le poivre, le vinaigre, le tofu, les capellini et les échalotes. Faites cuire pendant 5 minutes ou jusqu'à ce que les capellini soient tout juste tendres. Servez chaud.

Nutrition : Calories 205 Glucides : 20g Graisses : 9g Protéines : 9g

Riz au citron et aux crevettes

Temps de préparation : 10 minutes Temps de cuisson : 10 minutes Portions : 3

Ingrédients :
¼ tasse de riz sauvage cuit ½ cuillère à café de beurre divisé ¼ cuillère à soupe d'huile d'olive 1 tasse de crevettes crues, décortiquées, pelées et égouttées ¼ tasse de petits pois congelés, décongelés, rincés et égouttés 1 cuillère à soupe de jus de citron fraî fraî fraîchement pressé 1 cuillère à soupe de ciboulette hachée Une pincée de sel de mer, au goût

Directions :
Versez ¼ cuillère à soupe de beurre et d'huile dans le wok à feu moyen. Ajouter les crevettes et les petits pois. Faire sauter jusqu'à ce que les crevettes soient rose corail, environ 5-7 minutes. Ajoutez le riz sauvage et faites-le cuire jusqu'à ce qu'il soit bien chaud, en l'assaisonnant de sel et de beurre. Transférer dans une assiette. Saupoudrer de ciboulette et de jus de citron. Servez.

Nutrition : Calories 510 Glucides : 0g Graisses : 0g Protéines : 0g

Curry de corégone

Temps de préparation : 10 minutes Temps de cuisson : 15 minutes Portions : 6

Ingrédients :
• ¼ c. de coriandre fraîche hachée • ¼ cuillère à café de poivre noir moulu • 1 citronnelle meurtrie • 1 cuillère à soupe de bouillon de légumes • 1 oignon haché • 450 g. de filets de poisson blanc cuits durs • 1 cuillère à soupe de gingembre frais haché • 1 échalote finement tranchée • 1 cuillère à café de sel • 2 cuillères à soupe de brocoli haché • 2 cuillères à soupe de courge musquée coupée en dés • 2 gousses d'ail hachées • 2 cuillères à soupe d'huile de noix de coco • 2 cuillères à soupe de curry en poudre • Quartiers de citron • 400 ml. de lait de coco

Directions :
Dans une casserole, placez l'huile de coco et faites-la fondre. Ajouter l'oignon, le curry, le gingembre, l'ail et les assaisonnements et faire frire pendant cinq minutes. Ajoutez le brocoli, la citronnelle et la courge butternut et remuez pendant deux autres minutes. Ajouter le bouillon et le lait de coco et porter à ébullition. Réduire le feu pour faire mijoter et ajouter le poisson. Couvrez la marmite, laissez mijoter pendant cinq minutes, puis retirez la citronnelle. Versez le curry dans un récipient de service moyen. Décorez avec des échalotes et de la coriandre avant de servir avec des quartiers de citron. Amusez-vous bien.

Nutrition : Calories : 218 kcal, Protéines : 18,1 g, Lipides : 8,57 g, Glucides : 18,2 g

Sauce de trempage aux pommes et aux tomates

Temps de préparation : 10 minutes Temps de cuisson : 0 minute Portions : 2-4

Ingrédients :

• ¼ tasse de vinaigre de cidre • ¼ cuillère à café de poivre noir fraîchement moulu • ½ cuillère à café de sel de mer • 1 gousse d'ail finement hachée • 1 grosse échalote coupée en dés • 1 cuillère à soupe de pâte de tomate naturelle • 1 cuillère à soupe d'huile d'olive extra vierge • 1 cuillère à soupe de sirop d'érable • 1/8 cuillère à café de clous de girofle moulus • 3 pommes de taille moyenne, hachées grossièrement • 3 tomates de taille moyenne, hachées grossièrement

Directions :

Mettez l'huile dans une grande poêle profonde et faites-la chauffer à feu modéré. Ajouter les échalotes et faire cuire jusqu'à ce qu'elles soient brun clair pendant environ 2 minutes. Incorporer la pâte de tomate, l'ail, le sel, le poivre et les clous de girofle pendant environ une demi-minute. Ajoutez ensuite les pommes, les tomates, le vinaigre et le sirop d'érable. Portez à ébullition, puis réduisez le feu pour laisser mijoter pendant environ 30 minutes. Laissez refroidir pendant encore 20 minutes avant de passer le mélange au mixeur. Mixez le mélange jusqu'à obtenir la consistance souhaitée. Conserver dans un bocal ou un contenant hermétique ; réfrigérer jusqu'à 5 jours. Servez-la sur un hamburger ou avec des frites.

Nutrition : Calories : 142 kcal, Protéines : 3 g, Lipides : 3,46 g, Glucides : 26,93 g

Steak de thon épicé

Temps de préparation : 10 minutes Temps de cuisson : 25 minutes Portions : 6

Ingrédients :

• ¼ tasse de vinaigre de cidre • ¼ cuillère à café de poivre noir fraîchement moulu • ½ cuillère à café de sel de mer • 1 gousse d'ail finement hachée • 1 grosse échalote coupée en dés • 1 cuillère à soupe de pâte de tomate naturelle • 1 cuillère à soupe d'huile d'olive extra vierge • 1 cuillère à soupe de sirop d'érable • 1/8 cuillère à café de clous de girofle moulus • 3 pommes de taille moyenne, hachées grossièrement • 3 tomates de taille moyenne, hachées grossièrement

Directions :

Placez le thon dans un récipient approprié. Ajoutez l'huile, le jus de citron, le sel et le poivre. Tournez le thon pour bien l'enrober de la marinade. Laissez reposer pendant au moins quinze à vingt minutes, en tournant une fois. Placez les grains de poivre dans un sac en plastique deux fois plus épais. Battez les grains de poivre à l'aide d'une casserole lourde et profonde ou d'un petit marteau pour les écraser grossièrement. Placez-les dans un grand plat. Une fois que le thon est prêt à cuire, trempez les bords dans les grains de poivre écrasés. Faites chauffer une poêle antiadhésive à feu modéré. Faites cuire les steaks de thon, si nécessaire, en plusieurs fois, pendant environ quatre minutes par côté pour un poisson moyennement saignant, en ajoutant deux ou trois cuillères à soupe de marinade dans la poêle si nécessaire pour éviter qu'ils n'attachent. Servir avec une mayonnaise à l'ail rôti.

Nutrition : Calories : 124, Graisses : 0,4 g, Glucides : 0,6 g, Protéines : 28 g Sucres : 0 g, Sodium : 77 mg

Palourdes à l'irlandaise

Temps de préparation : cinq minutes Temps de cuisson : 15 minutes Portions : 4

Ingrédients :
• 1 bouteille de cidre infusé • 1 petite pomme verte ; couper en petits morceaux. • 1 cuillère à soupe d'huile d'olive • 2 gousses d'ail ; haché • 900 grammes. de palourdes; nettoyer • 2 sources de thym ; haché. • 3 onces de bacon • 3 cuillères à soupe de ghee • Jus de ½ citron • Sel et poivre noir au goût.

Directions :
Chauffez une poêle avec de l'huile à feu modéré ou élevé ; mettez le bacon, faites-le dorer pendant environ trois minutes et baissez la température à modéré. Ajoutez le ghee, l'ail, le sel, le poivre et l'échalote ; remuez et faites cuire pendant environ trois minutes. Augmentez à nouveau la flamme, versez le cidre, remuez bien et laissez cuire pendant une minute. Versez les palourdes et le thym, couvrez la casserole et laissez mijoter pendant cinq minutes. Retirer les palourdes non ouvertes, ajouter le jus de citron et les morceaux de pomme ; mélanger et répartir dans des bols. Servez chaud.

Nutrition : Calories : 100, Graisses : 2, Fibres : 1, Glucides : 1, Protéines : 20

Soupe italienne de flétan

Temps de préparation : cinq minutes Temps de cuisson : 20 minutes Portions : 8

Ingrédients :
• ½ tasse de jus de pomme, biologique et non sucré • ½ cuillère à café de basilic séché • 1 tasse de jus de tomate • 1 oignon, haché • 1 poivron rouge, épépiné et coupé en petits morceaux • 1/8 cuillère à café de thym séché • 2 onces et demie de steaks de flétan, coupés en cubes • 2 cuillères à soupe d'huile d'olive • 3 gousses d'ail, hachées • 3 branches de céleri, hachées • Sel et poivre au goût

Directions :
Placez une casserole à fond épais sur un feu modéré ou élevé et faites-la chauffer pendant quelques minutes. Mettez-y l'huile et faites-la chauffer pendant une minute. Faites frire l'oignon, le céleri et l'ail jusqu'à ce qu'ils soient aromatiques. Ajoutez les steaks de flétan et le poivre. Faire sauter le tout pendant environ trois minutes. Verser le reste des ingrédients et mélanger soigneusement. Couvrir et porter à ébullition. Une fois l'ébullition atteinte, baissez le feu pour faire mijoter et laissez cuire pendant une dizaine de minutes. Modifiez l'assaisonnement en fonction de vos goûts. Servez et appréciez.

Nutrition : Calories : 318 Cal, Lipides : 23g, Glucides : 6g, Protéines : 21g, Fibres : 1g

Saumon tandoori céto avec sauce au concombre

Temps de préparation : 15 minutes Temps de cuisson : 20 minutes Portions : 4

Ingrédients :

• ½ concombre haché (pressez complètement l'eau) • ½ cuillère à café de sel (pas nécessaire) • 1 1/4 tasse de crème sure ou de mayonnaise • 1 cuillère à soupe de vinaigrette tandoori • 1 poivron jaune (coupé en dés) • 2 avocats (en dés) • 2 gousses d'ail hachées • 2 cuillères à soupe d'huile de noix de coco • 700 grammes saumon (morceaux de la taille de bouchées) • 3 onces et demie de laitue (déchirée) • 3 échalotes (finement hachées) • Pour la salade croquante • Pour la sauce au concombre • Jus de ½ citron vert • Jus de 1 citron vert

Directions :

Préchauffez le four à 180°. Dans un petit récipient, mélangez l'assaisonnement tandoori avec l'huile et enduisez les morceaux de saumon de ce mélange. Recouvrez la plaque de cuisson de papier sulfurisé et répartissez-y les morceaux de saumon enrobés. Faites cuire pendant environ vingt minutes jusqu'à ce que le saumon soit tendre et se défasse à la fourchette. Prenez un autre récipient et mettez-y le concombre haché. Ajouter la mayonnaise, l'ail haché et le sel (si la mayonnaise ne contient pas de sel) au concombre haché. Mélangez bien. Pressez le jus de citron vert et mettez la sauce au concombre de côté. Dans un autre récipient, mélangez la laitue, les oignons verts, l'avocat et le poivron. Arrosez le contenu avec le jus de citron vert. Placez la salade de légumes sur une assiette et déposez le saumon cuit sur le dessus. Couvrez les légumes et le saumon avec la sauce au concombre. Servez immédiatement et appréciez !

Nutrition : Calories 847 Kcal, Lipides : 73 g, Protéines : 35 g Glucides nets : 6 g

Truite citronnée

Temps de préparation : dix minutes Temps de cuisson : 20 minutes Nombre de portions : 2

Ingrédients :

1 citron 1 cuillère à café de romarin 2 gousses d'ail 2 cuillères à soupe de câpres Filets de truite à partir de 140°. 5 cuillères à soupe de beurre ghee Sel et poivre au goût

Directions :

Préchauffez le four à 200°. Pelez le citron, émincez les gousses d'ail et hachez les câpres. Assaisonnez les filets de truite avec du sel, du romarin et du poivre. Graissez un plat à four avec de l'huile et placez-y le poisson. Faire chauffer le beurre dans une poêle à feu modéré Ajouter l'ail et faire cuire pendant 4-5 minutes jusqu'à ce qu'il soit doré. Éteignez le feu, ajoutez le zeste de citron et 2 cuillères à soupe de jus de citron, mélangez bien. Verser la sauce au citron et au beurre sur le poisson et garnir de câpres. Faites cuire au four pendant 14-15 minutes. Servir chaud

Nutrition : Glucides : 3,1 g, Graisses : 25 g, Protéines : 15,8 g, Calories : 302

Zoodles Keto avec sauce blanche aux palourdes

Temps de préparation : dix minutes Temps de cuisson : dix minutes Portions : 4

Ingrédients :
• ½ verre de vin blanc sec • 1 cuillère à soupe d'ail (émincé) • 1 cuillère à café de sel casher • 1 cuillère à café de zeste de citron (râpé) • 1/4 tasse de beurre • 1/4 tasse de persil frais (haché) • 1/4 cuillère à café de poivre noir (moulu) • 900 grammes de petites palourdes • 2 cuillères à soupe de jus de citron • 2 cuillères à soupe d'huile d'olive • 8 tasses de nouilles de courgettes

Directions :
Dans une poêle à feu modéré, mettez l'huile d'olive, le beurre, le poivre et le sel. Remuez pour faire fondre le beurre. Insérez l'ail. Faites frire l'ail jusqu'à ce qu'il soit aromatique pendant au moins 2 minutes. Ajoutez le jus de citron et le vin. Faites cuire pendant au moins 2 minutes, jusqu'à ce que le liquide soit légèrement réduit. Mettez les palourdes dedans. Faites cuire les palourdes jusqu'à ce qu'elles s'ouvrent toutes (environ trois minutes). Jetez toutes les palourdes qui ne s'ouvrent pas après trois minutes. Retirez la casserole du feu. Mettez les nouilles de courgette. Remuez le mélange pour bien le mélanger. Laissez reposer les nouilles pendant environ 2 minutes pour les rendre plus tendres. Ajoutez le zeste de citron et le persil. Remuez et servez.

Nutrition : Calories : 311, Glucides : 9 g, Graisses : 19 g, Protéines : 13 g, Fibres : 2 g

Mélange de morue au citron vert

Temps de préparation : dix minutes Temps de cuisson : 15 minutes Portions : 4

Ingrédients :
• ½ tasse de bouillon de poulet • ½ cuillère à café de cumin moulu • 1 cuillère à soupe d'huile d'olive • 2 cuillères à soupe de jus de citron vert • 2 cuillères à café de zeste de citron vert, râpé • 3 cuillères à soupe de coriandre hachée • 4 filets de cabillaud tranchés • Une pincée de sel et de poivre noir

Directions :
Réglez l'Instant Pot sur le mode Sauté, mettez l'huile, laissez-la chauffer, mettez la morue et faites-la cuire pendant une minute de chaque côté. Ajoutez le reste des ingrédients, mettez le couvercle et faites cuire à température élevée pendant 13 minutes. Relâchez la pression naturellement pendant une dizaine de minutes, répartissez le mélange dans des assiettes avant de servir.

Nutrition : Calories 187, Lipides : 13.1, Fibres : 0.2, Glucides : 1.6, Protéines : 16.1

Truite au citron et aux câpres avec échalotes caramélisées

Temps de préparation : dix minutes Temps de cuisson : 20 minutes Nombre de portions : 2

Ingrédients :

Pour les échalotes • 1 cuillère à café de ghee • 2 échalotes finement tranchées • De gros sel
Pour la truite • ¼ tasse de jus de citron fraîchement pressé • ¼ cuillère à café de sel • 1
citron, tranché finement • 1 cuillère à soupe plus 1 cuillère à café de ghee, divisé par deux •
2 filets de truite (110 g.) • 3 cuillères à soupe de câpres • Une pincée de poivre noir frais

Directions :

Pour préparer les échalotes : Dans une grande poêle à feu modéré, faites cuire les
échalotes, le ghee et le sel pendant environ vingt minutes, en remuant toutes les cinq
minutes, jusqu'à ce que les échalotes soient complètement flétries et caramélisées. Pour
préparer la truite : Pendant que les échalotes cuisent, faites chauffer 1 cuillère à café de
ghee dans une autre grande poêle à feu modéré. Insérez les filets de truite. Faites cuire
pendant au moins 3 minutes par côté, ou jusqu'à ce que le centre soit feuilleté. Placez-les
dans un plat et gardez-les pour plus tard. Dans la poêle utilisée pour la truite, mettez le jus
de citron, les câpres, le sel et le poivre. Faites chauffer le tout jusqu'à ce qu'il soit fondu.
Ajoutez la cuillère à soupe de ghee restante. Versez la sauce sur le poisson. Décorez le
poisson avec les tranches de citron et les échalotes caramélisées avant de servir.
Nutrition : Calories : 399, Graisse totale : 22g, Graisse saturée : 10g, Cholestérol : 46mg,
Glucides : 17g, Fibres : 2g, Protéines : 21g

Maquereau au citron

Temps de préparation : 10 minutes Temps de cuisson : 15 minutes Portions : 4

Ingrédients :

1 cuillère à soupe de ciboulette hachée 2 cuillères à soupe d'huile d'olive 4 maquereaux Le
jus d'un citron Une pincée de poivre noir Une pincée de sel de mer Zeste d'un citron

Directions :

Faites chauffer une poêle avec de l'huile sur un feu modéré à élevé et mettez-y le
maquereau et faites-le cuire pendant environ six minutes de chaque côté. Ajoutez le zeste
de citron, le jus de citron, la ciboulette, le sel et le poivre et faites cuire pendant deux
minutes supplémentaires de chaque côté. Répartissez le tout dans des assiettes avant de
servir. Amusez-vous bien !

Nutrition : Calories : 289 Cal, Lipides : 20 g, Fibres : 0 g, Glucides : 1 g, Protéines : 21 g

<u>Chapitre 3 : Le dîner</u>

Porc grillé avec moutarde au miel

Temps de préparation : 10 minutes Temps de cuisson : 8 minutes Portions : 6

Ingrédients :

1/3 de du miel 1 cuillère à café de sauce piquante 3 cuillères à café de jus de citron 1 cuillère à soupe de vinaigre de c .c. 2 cuillères à café de poudre d'oignon 1 cuillère à café de sauce Worcestershire 3 cuillères à soupe de moutarde de Dijon ¼ cuillère à café de romarin 8 côtelettes de porc 1 cuillère à café de sauce aux canneberges

Directions :

Ajouter le miel, la sauce piquante, le jus de citron, le vinaigre, la poudre d'oignon, la sauce Worcestershire, la moutarde et le romarin dans un sac refermable. Ajouter le porc et secouer jusqu'à ce qu'il soit bien enrobé. Placez au réfrigérateur et laissez mariner pendant au moins 2 heures. Retirez le porc de la marinade et faites-le griller pendant 8 minutes. Jetez la marinade. Servez le porc avec la sauce.

La nutrition : Calories 169 kcal Graisses totales 7 g Glucides 13 g Protéines 14 g

Bœuf sauté avec du piment à l'ail

Temps de préparation : 5 minutes Temps de cuisson : 10 minutes Nombre de portions : 2

Ingrédients :

200 g de filet de bœuf (en tranches) 150 g de Gay Lan (coupé) 1 piment rouge moyen (épépiné et haché) 1 cuillère à soupe d'huile de sésame 4 grosses gousses d'ail (émincées) Sauce soja Huile de sésame grillé Cinq épices chinoises

Directions :

Assaisonnez le bœuf avec la sauce soja et les épices. Faites frire l'ail dans l'huile de sésame avant d'ajouter le bœuf. Ajouter le gai lan et le piment, et faire frire jusqu'à ce qu'ils soient fanés. Servir avec un filet de sauce soja légère, du sel et de l'huile de sésame.

Nutrition : Calories : 192 kcal, Glucides : 2 g, Graisses : 8 g Protéines : 29 g

Bol de riz au curcuma avec légumes et pois chiches au garam masala

Temps de préparation : 25 minutes Temps de cuisson : 30 minutes Portions : 4

Ingrédients :
• Riz • 2 ½ tasses d'eau • 1 tasse de riz basmati complet, nettoyé et rincé • ½ tasse de raisins secs • 2 cuillères à café d'huile d'olive extra vierge • 2 cuillères à café de poudre d'oignon • 1 cuillère à café de curcuma moulu • ½ cuillère à café de cannelle moulue • ½ cuillère à café de poivre noir moulu • ¼ cuillère à café de sel casher • Légumes et pois chiches • 4 cuillères à café d'huile de noix de coco • 420 grammes. de pois chiches • 2 cuillères à café de garam masala • 2 tasses de légumes-racines rôtis • 2 cuillères à café de miel • ½ cuillère à café de sel casher • ½ cuillère à café de poivre moulu • 4 cuillères à café de jus de citron • 4 cuillères à café de yogourt naturel faible en gras • Menthe, persil et coriandre hachée

Directions :
Mélangez tous les ingrédients du riz dans une casserole et portez le riz à ébullition. Faites cuire à couvert à feu doux pendant 20 minutes, jusqu'à ce que toute l'eau soit absorbée. Faites chauffer l'huile dans une poêle à feu moyen. Ajoutez les pois chiches dans la poêle et faites-les cuire pendant 5 minutes. Ajoutez le garam masala aux pois chiches et faites cuire pendant 1 minute. Ajouter les légumes, le miel, le sel et le poivre dans la poêle et faire cuire en remuant pendant 4 minutes. Incorporer le jus de citron au mélange de légumes et retirer du feu. Laissez le riz reposer à couvert pendant 10 minutes. Garnissez le riz de menthe, de persil et de coriandre.

La nutrition : Calories 671kcal Graisses totales 13g Glucides 107g Protéines 16g

Curry végétal de pois chiches avec noix de coco

Temps de préparation : 5 minutes Temps de cuisson : 15 minutes Portions : 4

Ingrédients :
• 2 cuillères à café d'huile d'avocat • 1 tasse d'oignon haché • 1 tasse de poivron en dés • 1 courgette, coupée en deux et tranchée 1 boîte de pois chiches, égouttés et rincés • ½ tasse de bouillon de légumes • 4 tasses de pousses d'épinards • 2 tasses de riz brun précuit

Directions :
Faites chauffer l'huile dans une poêle à feu moyen-élevé. Faire sauter l'oignon, les poivrons et les courgettes pendant environ 6 minutes, en remuant souvent. Ajouter les pois chiches et le bouillon au mélange d'oignons et porter à ébullition tout en remuant. Réduisez le feu à moyen-doux et laissez les légumes cuire pendant 6 minutes. Incorporez les épinards aux pois chiches et retirez du feu. Servez les pois chiches sur le riz.

La nutrition : Calories 471kcal Graisses totales 18g Glucides 66g Protéines 11g

Légumes rôtis sur lentilles épicées

Temps de préparation : 25 minutes Temps de cuisson : 30 minutes Portions : 4

Ingrédients :

Lentilles 3 tasses d'eau 1 tasse de lentilles vertes françaises 2 cuillères à café de poudre d'ail 1 cuillère à café de coriandre moulue 1 cuillère à café de cumin moulu ½ cuillère à café de piment de la Jamaïque moulu ½ cuillère à café de sel kosher 4 cuillères à café de jus de citron 2 cuillères à café d'huile d'olive extra vierge Légumes 2 cuillères à café d'huile d'olive extra vierge 2 gousses d'ail écrasées 3 tasses de légumes racines rôtis 4 tasses de chou haché 2 cuillères à café de coriandre moulue ¼ cuillère à café de poivre moulu Pincée de sel kosher 4 cuillères à café de tahin Persil frais

Directions :

Ajoutez tous les ingrédients des lentilles, sauf le jus de citron vert et l'huile, dans une casserole et portez à ébullition. Faites cuire les lentilles couvertes à feu doux pendant 25 minutes. Pendant ce temps, préparez les légumes en faisant chauffer l'huile dans une poêle à feu moyen. Faites frire l'ail pendant 1 minute jusqu'à ce qu'il devienne odorant. Ajoutez les légumes dans la poêle et faites-les cuire pendant 4 minutes. Ajoutez le chou aux racines et faites-le cuire pendant environ 3 minutes jusqu'à ce qu'il soit flétri. Incorporez la coriandre, le poivre et le sel aux légumes et retirez du feu. Découvrez les lentilles et laissez-les mijoter pendant 5 minutes. Égouttez l'excès d'eau des lentilles et incorporez le jus de citron et l'huile. Servir les légumes sur les lentilles et recouvrir de tahini. Garnissez les lentilles de persil.

La nutrition : Calories 453kcal Graisses totales 22g Glucides 50g Protéines 18g

Saumon en croûte de noix et de romarin

Temps de préparation : 10 minutes Temps de cuisson : 15 minutes Portions : 4

Ingrédients :

2 cuillères à café de moutarde de Dijon 1 gousse d'ail, émincée ¼ cuillère à café de citron 1 cuillère à café de jus de citron 1 cuillère à café de romarin frais, haché ½ cuillère à café de miel ½ cuillère à café de sel kosher ¼ cuillère à café de poivre rouge écrasé 3 cuillères à café de chapelure complète panko 3 cuillères à café de noix finement hachées 1 cuillère à café d'huile d'olive extra vierge 450 g de filet de filet de saumon sans peau Huile d'olive en spray pour la cuisson Persil frais haché Quartiers de citron

Directions :

Préchauffer le four à 270° et tapisser une plaque à pâtisserie de papier sulfurisé et mettre de côté. Dans un bol, mélangez la moutarde, l'ail, le zeste de citron, le jus de citron, le romarin, le miel, le sel et le piment jusqu'à ce que tout soit bien mélangé. Dans un autre bol, mélangez la chapelure, les noix et l'huile d'olive. Placez le saumon sur la plaque de cuisson et répartissez le mélange de moutarde sur le filet. Saupoudrez le saumon du mélange de chapelure et pressez-le sur le saumon pour le faire adhérer. Enduisez le saumon d'un spray de cuisson. Faites cuire le saumon pendant environ 12 minutes. Étalez le saumon sur un plat de service et saupoudrez-le de persil. Servez le saumon avec des quartiers de citron.

La nutrition : Calories 222kcal Graisses totales 12g Glucides 4g Protéines 24g

Saumon rôti avec sauce aux canneberges épicée

Temps de préparation : 10 minutes Temps de cuisson : 15 minutes Portions : 8

Ingrédients :

• 2 cuillères à café de moutarde de Dijon • 1 gousse d'ail hachée • ¼ cuillère à café de zeste de citron • 1 cuillère à café de jus de citron • 1 cuillère à café de romarin frais, haché • ½ cuillère à café de miel • ½ cuillère à café de sel casher • ¼ cuillère à café de piment rouge broyé • 3 cuillères à café de chapelure complète panko • 3 cuillères à café de noix, hachées finement • 1 cuillère à café d'huile d'olive extra vierge • 450 g. de filet de saumon, sans la peau • Huile d'olive en aérosol de cuisson • Persil frais haché • Quartiers de citron

Directions :

Préchauffez le four à 235° et tapissez une plaque à pâtisserie de papier sulfurisé. Placez le saumon sur la plaque de cuisson. Écraser l'ail, 1 cuillère à soupe de sel, les grains de poivre et le zeste de citron en une pâte avec un mortier et un pilon. Transférer la pâte dans un bol et la mélanger avec 1 cuillère à soupe d'huile et la moutarde. Répartissez la pâte sur le saumon et faites cuire au four pendant 15 minutes. Pendant ce temps, placez les canneberges, les échalotes et le serrano dans un robot culinaire et hachez-les jusqu'à ce qu'ils soient finement hachés. Transférez le mélange de canneberges dans un bol. Incorporez la pomme, le céleri, le vinaigre, 1 cuillère à soupe de persil, le reste de l'huile et le sel au mélange de myrtilles. Transférez le saumon dans un plat de service et parsemez le reste du persil. Servez le saumon avec le goût et les quartiers de citron.

La nutrition : Calories 229kcal Graisses totales 9g Glucides 8g Protéines 29g

Savoureux brocoli rôti

Temps de préparation : 5 minutes Temps de cuisson : 20 minutes Portions : 4

Ingrédients :

4 tasses de fleurons de brocoli 1 cuillère à soupe d'huile d'olive Graines de tournesol et poivre au goût

Directions :

Préchauffer le four à 200°. Mettez le brocoli dans un sac à fermeture éclair avec l'huile et secouez-le jusqu'à ce qu'il soit enrobé. Ajoutez l'assaisonnement et secouez à nouveau Répartissez les brocolis sur la plaque de cuisson et faites-les cuire pendant 20 minutes. Laisser refroidir et servir Amusez-vous bien !

La nutrition : Calories : 62 Graisses : 4g Glucides : 4g Protéines : 4g

Soupe de chou-fleur rôti et pommes de terre au curry

Temps de préparation : 20 minutes Temps de cuisson : 30 minutes Portions : 8

Ingrédients :

• 2 cuillères à café de coriandre moulue • 2 cuillères à café de cumin moulu • 1 ½ cannelle moulue • 1 ½ de curcuma moulu • 1 ¼ cuillère à café de sel • ¾ cuillère à café de poivre moulu • 1/8 cuillère à café de poivre de Cayenne • 1 tête de chou-fleur, coupée en bouquets • 2 cuillères à café d'huile d'olive extra vierge • 1 oignon haché • 1 tasse de carottes en dés • 3 gousses d'ail hachées • 11/2 cuillère à café de gingembre frais, râpé • 1 piment jalapeno frais, haché • 4 tasses de bouillon de légumes à faible teneur en sodium • 3 tasses de pommes de terre russes, pelées et coupées en dés • 3 tasses de patates douces, pelées et coupées en dés • 2 cuillères à café de zeste de citron vert • 2 cuillères à café de jus de citron vert • 1 boîte de lait de coco (14 ml) • Coriandre fraîche, hachée

Directions :

Préchauffez le four à 200°. Dans un bol, mélangez la coriandre, le cumin, la cannelle, le curcuma, le sel, le poivre et le cayenne jusqu'à ce que tout soit bien combiné. Dans un bol séparé, mélangez le chou-fleur avec 1 cuillère à soupe d'huile d'olive. Ajoutez 1 cuillère à soupe du mélange d'assaisonnement au chou-fleur et remuez à nouveau. Étalez le chou-fleur en une seule couche sur une plaque de cuisson à rebord. Faites rôtir le chou-fleur pendant 20 minutes, jusqu'à ce que les bords soient dorés. Pendant ce temps, versez le reste de l'huile dans une poêle et faites-la chauffer à feu moyen. Faites revenir les oignons et les carottes pendant environ 3 minutes. Réduisez la flamme et faites cuire les carottes pendant 4 minutes supplémentaires. Incorporer l'ail, le gingembre, le jalapeno et le reste du mélange d'épices au mélange de carottes et faire cuire pendant 1 minute. Ajoutez le bouillon, les pommes de terre, les patates douces, le zeste de citron vert et le jus de citron au mélange de carottes. Faites cuire les pommes de terre partiellement couvertes à feu moyen pendant 20 minutes. Ajoutez le lait et le chou-fleur rôti au curry de pommes de terre et faites cuire pendant 1 minute. Transférez le chou-fleur et garnissez-le de coriandre sur un plat de service. C'est une bonne recette pour le dîner.

La nutrition : Calories 272kcal Graisses totales 15g Glucides 33g Protéines 5g

Noix Pina Colada

Temps de préparation : 10 minutes Temps de cuisson : 0 minute Portions : 1

Ingrédients :

• 1/2 banane • 1/2 tasse d'ananas frais, coupé en cubes • 1/4 cuillère à café d'extrait de noix de coco • 1/4 tasse d'avoine à cuisson rapide • 5-6 glaçons • 170 grammes. de yaourt grec • 1 tasse de lait d'amande • 1 tasse de blettes • 1/4 tasse de feuilles de pissenlit

Directions :

Ajoutez tous les ingrédients dans le mixeur Mélangez le tout jusqu'à ce que ce soit lisse et crémeux. Servez frais et appréciez !

La nutrition : Calories : 321 Graisses : 6g Glucides : 16g Protéines : 15g

Saumon à la dijon avec pilaf de haricots verts

Temps de préparation : Temps de cuisson : 30 minutes Portions : 4

Ingrédients :

• 1 livre et demi de saumon sauvage, sans peau et coupé en morceaux • 3 cuillères à café d'huile d'olive extra vierge • 1 cuillère à café d'ail haché • ¾ cuillère à café de sel • 2 cuillères à café de houmous • 2 cuillères à café de moutarde complète • ½ cuillère à café de poivre moulu • 340 g. de haricots verts fins, déjà nettoyés • 1 citron, pelé et coupé en quartiers • 2 cuillères à café de pignons de pin • 220 grammes de riz brun précuit • 2 cuillères à café d'eau • Persil frais, haché

Directions :

Préchauffer le four à 220°F et recouvrir une plaque à pâtisserie de papier sulfurisé. Badigeonnez le saumon d'une cuillère à soupe d'huile et placez-le sur la plaque de cuisson. À l'aide d'un mortier et d'un pilon, écrasez l'ail et le sel pour former une pâte. Transférer 1 cuillère à soupe de pâte d'ail dans un bol, puis ajouter le houmous, ¼ cuillère à soupe de poivre et remuer pour mélanger. Répartissez le mélange d'assaisonnement sur le saumon. Faites rôtir le saumon pendant environ 8 minutes. Faites chauffer le reste de l'huile dans une poêle à feu moyen-élevé. Ajouter les haricots verts, le zeste de citron, les pignons, le reste de la pâte d'ail et le poivre dans la poêle. Faites cuire les haricots verts en remuant pendant environ 4 minutes. Réduisez le feu à moyen et ajoutez le riz et l'eau aux haricots verts. Faites cuire le riz pendant 3 minutes. Répartissez le saumon sur un plat de service et saupoudrez-le de persil. Servez le saumon avec le pilaf de haricots verts et les quartiers de citron.

La nutrition : Calories 442kcal Graisses totales 25g Glucides 22g Protéines 32g

Smoothie de scarole, ananas et pomme

Temps de préparation : 10 minutes Temps de cuisson : 0 minute Portions : 1

Ingrédients :

• 2 tasses d'ananas, coupé en cubes • 2 pommes, évidées • 220 ml. de lait d'amande • 1 tête de laitue scarole • 1 branche de céleri

Directions :

Ajoutez tous les ingrédients dans le mixeur Mélangez le tout jusqu'à ce que ce soit lisse et crémeux. Servez frais et appréciez !

La nutrition : Calories : 466 Lipides : 8g Glucides : 103g Protéines : 8g

Chou-fleur Tikka Masala avec pois chiches

Temps de préparation : 10 minutes Temps de cuisson : 10 minutes Portions : 4

Ingrédients :

• 1 cuillère à café d'huile d'olive • 4 tasses de bouquets de chou-fleur • ¼ cuillère à café de sel • ¼ tasse d'eau • 1 pot de pois chiches, égouttés et rincés • 1 1/2 tasse de sauce tikka masala • 2 cuillères à café de beurre clarifié • Coriandre frais

Directions :

Faites chauffer l'huile dans une poêle à feu moyen-élevé. Ajouter le chou-fleur et le sel dans une poêle et faire cuire pendant 2 minutes, en remuant de temps en temps. Ajouter l'eau au chou-fleur et faire cuire à couvert pendant environ 5 minutes, jusqu'à ce que le chou-fleur soit tendre. Ajouter les pois chiches et la sauce au chou-fleur et faire cuire pendant 2 minutes, en remuant souvent. Retirez le chou-fleur du feu et incorporez le beurre. Transférer le chou-fleur et les pois chiches sur un plat de service et garnir de coriandre. C'est une recette pour un dîner sain.

La nutrition : Calories 268 kcal Graisse totale 16g Glucides 26g Protéines 8g

Poulet et légumes poêlés avec sauce romesco

Temps de préparation : 25 minutes Temps de cuisson : 25 minutes Portions : 4

Ingrédients :

• 2 pommes de terre Yukon Gold, coupées en cubes • 6 cuillères à soupe d'huile d'olive extra vierge • 1 cuillère à café de poivre moulu • ½ cuillère à café de sel • 4 cuisses de poulet avec os, sans peau • 4 tasses de bouquets de brocoli • 1 bocal de poivrons rouges rôtis (200 g.) • ¼ tasse d'amandes effilées • 1 gousse d'ail écrasée • 1 cuillère à café de paprika • ½ cuillère à café de cumin moulu • ¼ cuillère à café de piment rouge broyé • 2 cuillères à café de coriandre fraîche, hachée

Directions :

Préchauffez le four à 230°. Ajoutez les pommes de terre, 1 cuillère à soupe d'huile, ¼ cuillère à café de poivre et 1/8 cuillère à café de sel dans un bol et mélangez le tout. Transférez les pommes de terre sur un côté d'une plaque de cuisson à rebord. Ajoutez le poulet, 1 cuillère à soupe d'huile, ¼ cuillère à café de poivre et 1/8 cuillère à café de sel dans le même bol et mélangez pour enrober. Transférez le poulet de l'autre côté du moule. Faites rôtir le poulet et les pommes de terre pendant 10 minutes. Pendant ce temps, dans un bol séparé, ajoutez le brocoli, 2 cuillères à soupe d'huile, ¼ cuillère à café de poivre et 1/8 cuillère à café de sel et mélangez. Ajouter le brocoli du côté des pommes de terre et remuer pour mélanger. Faites rôtir le brocoli pendant 15 minutes. Pendant ce temps, ajoutez le poivron rôti, les amandes, l'ail, le paprika, le cumin, le piment écrasé, 2 cuillères à soupe d'huile, 1/8 de cuillère à café de sel et ¼ de cuillère à café de poivre dans un robot culinaire et mixez jusqu'à obtenir une texture lisse. Transférer le poulet et les légumes dans un plat de service et saupoudrer de coriandre. Servir avec la sauce aux poivrons grillés.

La nutrition : Calories 499 kcal Graisse totale 27g Glucides 30g Protéines 33g

Saumon teriyaki sans gluten

Temps de préparation : 15 minutes Temps de cuisson : 10 minutes Portions : 4

Ingrédients :
• 1 kg de pavés de saumon. • Sauce • ¼ taxes d'acides aminés de noix de coco • 1 cuillère à café d'huile d'olive • ½ taxe de jus de citron • 1 cuillère à soupe de miel • 1 cuillère à soupe de gingembre haché • 1 cuillère à café d'ail haché • ½ taxes d'oignons, hachés • ¼ cuillère à café de poivre noir • 1 tige de citronnelle, hachée • 1 cuillère à café de graines de sésame

Directions :
Préchauffer le four à 185° et recouvrir une plaque à pâtisserie de papier sulfurisé. Pendant ce temps, fouettez les ingrédients de la sauce dans un bol jusqu'à ce qu'ils soient bien mélangés. Placez le saumon sur une assiette et versez la sauce dessus. Frottez le saumon avec la sauce jusqu'à ce qu'il soit bien recouvert. Réfrigérer pendant au moins 20 minutes. Répartissez le saumon sur la plaque de cuisson préparée et faites-le cuire pendant 12 minutes ou jusqu'à ce qu'il soit bien cuit. Servez le saumon avec des légumes sautés ou une salade de votre choix.

La nutrition : Calories 408 kcal Graisses totales 24 g Glucides 8 g Protéines 39 g

Burger à l'ananas sans gluten

Temps de préparation : 10 minutes Temps de cuisson : 15 minutes Portions : 4

Ingrédients :
• 900 grammes de viande hachée maigre • ½ tasse de sauce teriyaki sans gluten • tranches d'ananas de 8 grammes, réserver le jus • 4 feuilles de laitue • 4 tranches de fromage sans gras • 4 tranches de tomate • 4 pains burger au sarrasin

Directions :
Dans un bol, mélangez la viande, la sauce et assaisonnez de sel et de poivre. Divisez le mélange de viande en 4 galettes. Arroser chaque galette de jus d'ananas, puis placer les tranches d'ananas sur chaque galette. Faites griller les galettes pendant 7 minutes ou jusqu'à ce qu'elles soient bien cuites. Disposez les burgers en couches en commençant par le petit pain inférieur, la laitue, l'ananas, le fromage, la tomate, la galette grillée et le petit pain supérieur.

La nutrition : Calories 714 kcal Graisses totales 23 g Glucides 39 g Protéines 83 g

Champignons végétaliens en bouillon

Temps de préparation : 15 minutes Temps de cuisson : 10 minutes Portions : 4

Ingrédients :
• 1 cuillère à soupe d'huile d'olive extra vierge • 1 oignon, tranché • 3 gousses d'ail,
tranchées • 1 branche de céleri, finement hachée • 1 kg de champignons, coupés en
tranches • Une pincée de muscade • 1 cuillère à café de sel • ½ cuillère à café de poivre noir
• 4 tasses de bouillon de légumes • 1 tasse de poulet cuit • 2 cuillères à soupe d'estragon
frais haché

Directions :
À feu moyen, faire chauffer l'huile d'huile d'olive dans une grande casser à l'huile. Faire
revenir les oignons, l'ail et le céleri pendant 3 minutes ou jusqu'à ce que les oignons soient
odorants. Ajoutez les champignons, la noix de muscade, le sel et le poivre. Faites frire
pendant 10 minutes supplémentaires. Ajoutez le bouillon et portez la soupe à ébullition.
Réduisez le feu et laissez mijoter pendant 5 minutes. Incorporer le poulet et l'estragon.
Servez.

La nutrition : Calories 111 kcal Graisses totales 5 g Glucides 9 g Protéines 9 g

Ragoût de mangue et de haricots végétalien et méditerranéen

Temps de préparation : 10 minutes Temps de cuisson : 10 minutes Portions : 4

Ingrédients :
• 2 cuillères à soupe d'huile de noix de coco • 1 oignon, haché • 420 grammes. de haricots •
1 cuillère à soupe de piment en poudre • 1 cuillère à café de sel • ¼ cuillère à café de poivre
noir • 1 tasse d'eau • 2 mangues mûres, tranchées finement • ¼ tasse de coriandre, hachée •
¼ tasse d'échalotes, tranchées

Directions :
Faites chauffer l'huile de noix de coco dans une casserole à feu moyen. Faites revenir les
oignons dans l'huile pendant 5 minutes, puis ajoutez les haricots, le piment en poudre, le sel
et le poivre. Ajouter de l'eau et porter le mélange à ébullition. Réduire le feu et laisser
mijoter pendant 5 minutes. Retirez la casserole du feu et incorporez la mangue.   Servir
garni d'échalotes et de coriandre.

La nutrition : Calories 431 kcal Graisses totales 9 g Glucides 72 g Protéines 20 g

Morue et petits pois

Temps de préparation : 10 minutes Temps de cuisson : 15 minutes Portions : 4

Ingrédients :

• 280 grammes. de pois blanchis • 1 cuillère à soupe de persil haché • Un filet d'huile d'olive
• 4 filets de cabillaud désossés • 1 cuillère à café d'origan séché • 60 g. de bouillon de
légumes • 2 gousses d'ail, hachées • 1 cuillère à café de paprika fumé • ¼ cuillère à café de
sel de mer et de poivre noir

Directions :

Placez le persil, le paprika, l'origan, le bouillon et l'ail dans votre robot culinaire et mélangez
très bien. Chauffez une poêle avec de l'huile à feu moyen-élevé, ajoutez la morue, salez et
poivrez et faites-la cuire pendant 5 minutes de chaque côté. Ajoutez les petits pois et le
persil, remuez et faites cuire pendant encore 5 minutes. Répartissez le tout dans les
assiettes et servez.   Amusez-vous bien !

Nutrition : calories 275, lipides 4, fibres 6, glucides 14, protéines 15

Légumes rôtis avec patates douces et haricots blancs

Temps de préparation : 15 minutes Temps de cuisson : 25 minutes Portions : 4

Ingrédients :

• 2 petites patates douces, coupées en cubes • ½ oignon rouge, coupé en cubes d'environ
0,60 cm. • 1 carotte moyenne, pelée et tranchée finement • 4 onces de haricots verts, hachés
• ¼ tasse d'huile d'olive extra vierge • 1 cuillère à café de sel • ¼ cuillère à café de poivre
noir fraîchement moulu • 2 boîtes de 450g de haricots blancs, égouttés et rincés • 2
cuillères à soupe de zeste de citron haché ou râpé • 1 cuillère à soupe d'aneth frais haché

Directions :

Préchauffez le four à 200°. Sur une grande plaque de cuisson à rebord, combinez les patates
douces, l'oignon, la carotte, les haricots verts, l'huile, le sel et le poivre et remuez pour bien
mélanger. Disposer en une seule couche. Faites rôtir jusqu'à ce que les légumes soient
tendres, 20 à 25 minutes. Ajoutez les haricots blancs, le zeste de citron et l'aneth, mélangez
bien et servez.

La nutrition : Calories : 315 Graisses totales : 13g Glucides totaux : 42g Sucre : 5g Fibres
: 13g Protéines : 10g Sodium : 632mg

Tofu rôti et légumes

Temps de préparation : 10 minutes Temps de cuisson : 20 minutes Portions : 4

Ingrédients :
• 3 tasses d'épinards ou de chou frisé • 1 cuillère à soupe d'huile de sésame • 1 cuillère à soupe de gingembre haché • 1 gousse d'ail hachée • 450 g. de tofu compact coupé en cubes de 2,5 cm. • 1 cuillère à soupe de tamari ou de sauce soja sans gluten • ¼ cuillère à café de flocons de piment rouge (facultatif) • 1 cuillère à café de vinaigre de riz • 2 échalotes, finement tranchées

Directions :
Préchauffez le four à 200°. Dans un grand plat de cuisson à rebord, mélanger les épinards, l'huile, le gingembre et l'ail. Faire cuire jusqu'à ce que les épinards soient flétris, de 3 à 5 minutes. Ajoutez le tofu, le tamari et les flocons de piment rouge (si vous en utilisez) et mélangez bien. Faites cuire jusqu'à ce que le tofu commence à brunir, 10 à 15 minutes. Recouvrir de vinaigre et d'échalotes et servir.

La nutrition : Calories : 121 Graisses totales : 8g Glucides totaux : 4g Sucre : 1g Fibres : 2g Protéines : 10g Sodium : 258mg

Tofu et légumes d'été assaisonnés à l'italienne

Temps de préparation : 10 minutes Temps de cuisson : 20 minutes Portions : 4

Ingrédients :
• 2 grosses courgettes, coupées en tranches d'environ un quart de pouce • 2 grosses citrouilles d'été, coupées en rondelles de 0,6 cm d'épaisseur. • 450 g. de tofu solide, coupé en cubes de 2,5 cm. • 1 tasse de bouillon de légumes ou d'eau • 3 cuillères à soupe d'huile d'olive extra vierge • 2 gousses d'ail, tranchées • 1 cuillère à café de sel • 1 cuillère à café d'un mélange d'herbes aromatiques italiennes • ¼ cuillère à café de poivre noir fraîchement moulu • 1 cuillère à soupe de basilic frais finement tranché

Directions :
Préchauffez le four à 200°. Dans un grand plat de cuisson à rebord, mélangez les courgettes, le potiron, le tofu, le bouillon, l'huile, l'ail, le sel, le mélange d'herbes italiennes et le poivre et mélangez bien. Rôtir dans les 20 minutes. Saupoudrer de basilic et servir.

La nutrition : Calories : 213 Graisse totale : 16g Glucides totaux : 9g Sucre : 4g Fibres : 3g Protéines : 13g Sodium : 806mg

Brocoli, chou-fleur et tofu épicés avec oignon rouge

Temps de préparation : 10 minutes Temps de cuisson : 25 minutes Nombre de portions : 2

Ingrédients :
• 2 tasses de bouquets de brocoli • 2 tasses de bouquets de chou-fleur • 1 oignon rouge moyen, coupé en dés • 3 cuillères à soupe d'huile d'olive extra vierge • 1 cuillère à café de sel • ¼ cuillère à café de poivre noir fraîchement moulu • 450 g. de tofu compact coupé en cubes de 2,5 cm. • 1 gousse d'ail hachée • 1 petit morceau de gingembre frais, haché

Directions :
Préchauffez le four à 200°. Dans un grand plat de cuisson à rebord, combinez le brocoli, le chou-fleur, l'oignon, l'huile, le sel et le poivre et mélangez bien. Faites rôtir jusqu'à ce que les légumes aient ramolli, de 10 à 15 minutes. Ajoutez le tofu, l'ail et le gingembre. Rôtir dans les 10 minutes. Mélangez délicatement les ingrédients sur la plaque de cuisson pour combiner le tofu avec les légumes et servez.

La nutrition : Calories : 210 Graisses totales : 15g Glucides totaux : 11g Sucre : 4g Fibres : 4g Protéines : 12g Sodium : 626mg

Thèmes et légumes racines cuits au four

Temps de préparation : 10 minutes Temps de cuisson : 30 minutes Portions : 4

Ingrédients :
• 1 cuillère à soupe d'huile d'olive extra vierge • 1 grosse patate douce, coupée en cubes • 2 carottes, tranchées finement • 1 bulbe de fenouil pelé et coupé en dés d'environ 6 mm. • 2 cuillères à café de gingembre fraîchement haché • 1 gousse d'ail hachée • 340 g. de tempeh, coupé en cubes d'un demi-centimètre • ½ tasse de bouillon de légumes • 1 cuillère à soupe de tamari ou de sauce soja sans gluten • 2 échalotes, finement tranchées

Directions :
Préchauffez le four à 200°. Graissez une plaque à pâtisserie avec de l'huile. Disposez la patate douce, les carottes, le fenouil, le gingembre et l'ail en une seule couche sur la plaque de cuisson. Faites cuire jusqu'à ce que les légumes aient ramolli, environ 15 minutes. Ajouter le tempeh, le bouillon et le tamari. Remettre au four jusqu'à ce que le tempeh soit bien chaud et légèrement bruni, 10 à 15 minutes. Ajoutez les échalotes, mélangez bien et servez.

La nutrition : Calories : 276 Total des graisses : 13g Total des glucides : 26g Sucre : 5g Fibres : 4g Protéines : 19g Sodium : 397mg

Poulet et légumes à l'ail

Temps de préparation : 10 minutes Temps de cuisson : 45 minutes Portions : 4

Ingrédients :

• 2 cuillères à café d'huile d'olive extra vierge • 1 poireau, partie blanche uniquement, tranché finement • 2 grosses courgettes coupées en rondelles d'environ 6 mm. • 4 poitrines de poulet avec os et peau • 3 gousses d'ail, hachées • 1 cuillère à café de sel • 1 cuillère à café d'origan séché • ¼ cuillère à café de poivre noir fraîchement moulu • ½ verre de vin blanc • Jus de 1 citron

Directions :

Préchauffez le four à 200°. Graissez la plaque à pâtisserie avec de l'huile. Disposez les poireaux et les courgettes sur la plaque de cuisson. Placez le poulet, côté peau vers le haut, et saupoudrez d'ail, de sel, d'origan et de poivre. Ajoutez le vin. Rôtir dans les 35-40 minutes. Retirer et laisser reposer pendant 5 minutes. Ajoutez le jus de citron et servez.

La nutrition : Calories : 315 Graisses totales : 8g Glucides totaux : 12g Sucre : 4g Fibres : 2g Protéines : 44g Sodium : 685mg

Patates douces épicées au curcuma, aux pommes et aux oignons avec du poulet

Temps de préparation : 15 minutes Temps de cuisson : 45 minutes Portions : 4

Ingrédients :

• 2 cuillères à soupe de beurre non salé, à température ambiante • 2 patates douces moyennes • 1 grosse pomme Granny Smith • 1 oignon moyen, tranché finement • 4 poitrines de poulet avec os et peau • 1 cuillère à café de sel • 1 cuillère à café de curcuma • 1 cuillère à café de sauge séchée • ¼ cuillère à café de poivre noir fraîchement moulu • 1 tasse de cidre de pomme, de vin blanc ou de bouillon de poulet

Directions :

Préchauffez le four à 200°. Graissez la plaque à pâtisserie avec du beurre. Disposez les patates douces, les pommes et les oignons en une seule couche sur la plaque de cuisson. Placez le poulet avec le côté peau vers le haut et assaisonnez avec le sel, le curcuma, la sauge et le poivre. Ajoutez le cidre. Rôtir dans les 35-40 minutes. Retirer, laisser reposer pendant 5 minutes et servir.

La nutrition : Calories : 386 Total des graisses : 12g Total des glucides : 26g Sucre : 10g Fibres : 4g Protéines : 44g Sodium : 932mg

Cuisses de poulet rôties au miel avec carottes

Temps de préparation : 10 minutes Temps de cuisson : 50 minutes Portions : 4

Ingrédients :
• 2 cuillères à soupe de beurre non salé, à température ambiante • 3 grosses carottes, tranchées finement • 2 gousses d'ail, hachées • 4 cuisses de poulet avec os et peau • 1 cuillère à café de sel • ½ cuillère à café de romarin séché • ¼ cuillère à café de poivre noir fraîchement moulu • 2 cuillères à soupe de miel • 1 tasse de bouillon de poulet ou de bouillon de légumes • quartiers de citron, pour servir

Directions :
Préchauffez le four à 200°. Graissez la plaque à pâtisserie avec du beurre. Disposez les carottes et l'ail en une seule couche sur la plaque de cuisson. Placez le poulet, côté peau vers le haut, sur les légumes et assaisonnez de sel, de romarin et de poivre. Ajouter le miel et le bouillon. Faire rôtir dans les 40-45 minutes. Retirer, laisser reposer pendant 5 minutes et servir avec des quartiers de citron.

La nutrition : Calories : 428 Graisses totales : 28g Glucides totaux : 15g Sucre : 11g Fibres : 2g Protéines : 30g Sodium : 732mg

Poulet cuit au sésame et tamari avec haricots verts

Temps de préparation : 10 minutes Temps de cuisson : 45 minutes Portions : 4

Ingrédients :
• 450 g. de haricots verts, hachés • 4 poitrines de poulet avec os et peau • 2 cuillères à soupe de miel • 1 cuillère à soupe d'huile de sésame • 1 cuillère à soupe de tamari ou de sauce soja sans gluten • 1 tasse de bouillon de poulet ou de légumes

Directions :
Préchauffez le four à 200°. Placez les haricots verts sur une plaque à pâtisserie à large bord. Placez le poulet, côté peau vers le haut, sur les haricots. Arroser de miel, d'huile et de tamari. Ajoutez le bouillon. Rôtir dans les 35-40 minutes. Retirer, laisser reposer pendant 5 minutes et servir.

La nutrition : Calories : 378 Total des graisses : 10g Total des glucides : 19g Sucre : 10g Fibres : 4g Protéines : 54g Sodium : 336mg

Poitrine de dinde poêlée aux légumes dorés

Temps de préparation : 15 minutes Temps de cuisson : 45 minutes Portions : 4

Ingrédients :
• 2 cuillères à soupe de beurre non salé, à température ambiante • 1 gland moyen, épépiné et tranché finement • 2 grosses betteraves dorées, pelées et tranchées finement • ½ oignon jaune moyen, tranché finement • ½ poitrine de dinde désossée et sans peau (450 à 900 g.) • 2 cuillères à soupe de miel • 1 cuillère à café de sel • 1 cuillère à café de curcuma • ¼ cuillère à café de poivre noir fraîchement moulu • 1 tasse de bouillon de poulet ou de bouillon de légumes

Directions :
Préchauffez le four à 200°. Graissez la plaque à pâtisserie avec du beurre. Disposez le potiron, les betteraves et l'oignon en une seule couche sur la plaque de cuisson. Placez la dinde avec le côté peau vers le haut. Arroser de miel. Assaisonnez avec du sel, du curcuma et du poivre et ajoutez le bouillon. Faites rôtir jusqu'à ce que la dinde atteigne 75° au centre avec un thermomètre à lecture instantanée, soit 35 à 45 minutes. Retirer et laisser reposer pendant 5 minutes. Coupez en tranches et servez.

La nutrition : Calories : 383 Total des graisses : 15g Total des glucides : 25g Sucre : 13g Fibres : 3g Protéines : 37g Sodium : 748mg

Steak poêlé avec choux de Bruxelles et vin rouge

Temps de préparation : 10 minutes Temps de cuisson : 20 minutes Portions : 4

Ingrédients :
• 450 g de côte de bœuf • 1 cuillère à café de sel • ¼ cuillère à café de poivre noir fraîchement moulu • 1 cuillère à soupe de beurre non salé • ½ oignon rouge, haché • 220 grammes de choux de Bruxelles, tranchés et coupés en quartiers • 1 tasse de vin rouge • Jus de ½ citron

Directions :
Préchauffez le gril à feu vif. Frottez le steak avec du sel et du poivre sur une plaque de cuisson à large rebord. Griller jusqu'à ce qu'ils soient dorés, de 2 à 3 minutes par côté. Éteignez et chauffez le four à 200°. Placez le steak d'un côté de la poêle et ajoutez le beurre, l'oignon, les choux de Bruxelles et le vin de l'autre côté. Rôtir dans les 8 minutes. Retirer et laisser reposer pendant 5 minutes. Arroser de jus de citron et servir.

La nutrition : Calories : 416 Total des graisses : 27g Total des glucides : 8g Sucre : 2g Fibres : 3g Protéines : 22g Sodium : 636mg

Saumon au miso et haricots verts

Temps de préparation : 10 minutes Temps de cuisson : 25 minutes Portions : 4

Ingrédients :
• 1 cuillère à soupe d'huile de sésame • 450 g. de haricots verts, hachés • 1 kilo de filets de saumon sans peau, coupés en 4 tranches • ¼ tasse de miso blanc • 2 cuillères à café de sauce tamari ou soja sans gluten • 2 échalotes, finement tranchées

Directions :
Préchauffez le four à 200°. Graissez la plaque à pâtisserie avec de l'huile. Placez les haricots verts, puis le saumon sur les haricots verts et badigeonnez chaque morceau de miso. Rôtir dans les 20-25 minutes. Arroser de tamari, parsemer d'échalotes et servir.

La nutrition : Calories : 213 Graisses totales : 7g Glucides totaux : 13g Sucre : 3g Fibres : 5g Protéines : 27g Sodium : 989mg

Tilapia avec asperges et potiron

Temps de préparation : 15 minutes Temps de cuisson : 30 minutes Portions : 4

Ingrédients :
• 2 cuillères à soupe d'huile d'olive extra vierge • 1 gland moyen, épépiné et coupé en fines tranches ou en quartiers • 450 g. d'asperges, débarrassées des extrémités ligneuses et coupées en morceaux de 5 cm. • 1 grosse échalote, finement tranchée • 450 g. de filets de tilapia • ½ verre de vin blanc • 1 cuillère à soupe de persil plat frais haché • 1 cuillère à café de sel • ¼ cuillère à café de poivre noir fraîchement moulu

Directions :
Préchauffez le four à 200°. Graissez la plaque à pâtisserie avec de l'huile. Disposez le potiron, les asperges et les échalotes en une seule couche sur la plaque de cuisson. Faire rôtir dans les 8 à 10 minutes. Mettez le tilapia et ajoutez le vin. Saupoudrer de persil, de sel et de poivre. Rôtir dans les 15 minutes. Retirer, laisser reposer pendant 5 minutes et servir.

La nutrition : Calories : 246 Total des graisses : 8g Total des glucides : 17g Sucre : 2g Fibres : 4g Protéines : 25g Sodium : 639mg

Tarte aux crevettes et au citron vert avec courgettes et maïs

Temps de préparation : 10 minutes Temps de cuisson : 20 minutes Portions : 4

Ingrédients :

• 1 cuillère à soupe d'huile d'olive extra vierge • 2 petites courgettes coupées en dés d'environ 6 MM. • 1 tasse de grains de maïs surgelés • 2 échalotes, finement tranchées • 1 cuillère à café de sel • ½ cuillère à café de cumin moulu • ½ cuillère à café de poudre de piment chipotle • 1 kg de crevettes décortiquées, éventuellement décongelées • 1 cuillère à soupe de coriandre fraîche finement hachée • Zeste et jus de 1 citron vert

Directions :

Préchauffez le four à 200°. Graissez la plaque à pâtisserie avec de l'huile. Sur la plaque de cuisson, combinez les courgettes, le maïs, les échalotes, le sel, le cumin et la poudre de piment et mélangez bien. Disposer en une seule couche. Ajouter les crevettes. Faire rôtir dans les 15 à 20 minutes. Ajoutez la coriandre, le zeste et le jus de citron vert, remuez et servez.

La nutrition : Calories : 184 Graisses totales : 5g Glucides totaux : 11g Sucre : 3g Fibres : 2g Protéines : 26g Sodium : 846mg

Brocoli aux amandes

Temps de préparation : 15 minutes Temps de cuisson : 5 minutes Portions : 6

Ingrédients :

• 1 piment rouge frais, épépiné et haché finement • 2 bottes de brocoli, pelés • 1 cuillère à soupe d'huile d'olive extra vierge • 2 gousses d'ail, coupées en fines tranches • 1/4 tasse d'amandes naturelles, hachées grossièrement • 2 cuillères à café de zeste de citron finement râpé • 4 anchois à l'huile, hachés • Un trait de jus de citron frais

Directions :

Faites chauffer de l'huile dans une poêle à frire. Ajoutez 2 cuillères à café de zeste de citron, les anchois égouttés, le piment finement haché et les gants finement tranchés. Faites cuire pendant environ 30 secondes, en remuant continuellement. Ajouter 1/4 de tasse d'amandes grossièrement hachées et faire cuire pendant une minute. Éteignez le feu et ajoutez le jus de citron. Placez le panier vapeur au-dessus d'une casserole d'eau bouillante. Ajoutez le brocoli dans le panier et couvrez. Faire cuire jusqu'à ce qu'ils soient tendres et croustillants, environ 3-4 minutes. Égoutter et transférer dans un plat de service. Couvrir avec le mélange d'amandes et déguster !

La nutrition : 414 calories, 6,6 g de lipides 1,6 g de glucides totaux, 5,4 g de protéines

Légumes et poulet frits

Temps de préparation : 5 minutes Temps de cuisson : 15 minutes Portions : 6

Ingrédients :

• 3 cuillères à soupe d'huile d'olive • 3 poitrines de poulet • 3 courgettes moyennes ou courge jaune • 2 oignons • 1 cuillère à café de poudre d'ail • 1 brocoli • 1 cuillère à café de basilic • 1 cuillère à café de poivre et de sel

Directions :

Hachez les légumes et le poulet. Faites chauffer la poêle à une température moyenne. Versez l'huile d'olive et ajoutez le poulet. Faire cuire en remuant. Ajoutez les assaisonnements si vous le souhaitez. Ajoutez les légumes. Poursuivez la cuisson jusqu'à ce qu'ils deviennent légèrement mous. Ajoutez les oignons en premier et le brocoli en dernier.

La nutrition : Calories 183 Glucides 9g Cholestérol 41mg Graisse totale 11g Protéines 12g Sucre 4g Fibres 3g Sodium 468mg

Tilapia cuit au four avec romarin et noix de pécan

Temps de préparation : 10 minutes Temps de cuisson : 17 minutes Portions : 4

Ingrédients :

• 1/3 tasse de chapelure complète panko • 1/3 tasse de pacanes crues, hachées • ½ cuillère à café de nectar d'agave • 2 cuillères à café de romarin haché • 1 pincée de poivre de Cayenne • 1-1/2 cuillère à café d'huile d'olive • 110 g. de filets de tilapia, 4 pièces • 1 blanc d'œuf • 1/8 cuillère à café de sel

Directions :

Préchauffez le four à 180°. Mélangez la chapelure, les noix de pécan, l'agave, le romarin, le poivre de Cayenne et le sel dans un plat à four. Versez l'huile d'olive. Remuez et enrobez le mélange. Faites cuire pendant 7 minutes. Augmentez maintenant la température à 225°. Appliquer un spray de cuisson sur un plat de cuisson en verre. Battez le blanc d'œuf dans un plat. Plongez le poisson dans l'œuf, puis dans le mélange de noix de pécan. Un filet de poisson à la fois. Enduire légèrement chaque côté. Gardez les filets de poisson dans le plat à four. Gardez le reste du mélange de noix de pécan sur les filets. Faites cuire au four pendant 10 minutes.

Alimentation électrique Calories 244 Glucides 7g Cholestérol 55mg Graisse totale 12g Protéines 27g Sucre 1g Fibres 2g Sodium 153mg

Riz brun rôti au thym et aux champignons

Temps de préparation : 10 minutes Temps de cuisson : 50 minutes Portions : 3

Ingrédients :
• ½ oignon jaune, haché • 1-1/2 cuillères à café d'huile d'olive • 1 tasse de riz brun • 2 gousses d'ail hachées • 220 grammes. de champignons crimini, coupés en tranches • 1 tasse de bouillon de légumes • 3 cuillères à soupe de persil haché • 1 cuillère à soupe de thym, haché • 1 tasse d'eau • ¼ cuillère à café de poivre moulu et de sel

Directions :
Faites chauffer une demi-cuillère à café d'huile d'olive dans la casserole à feu moyen. Ajoutez l'oignon. Faites cuire pendant 5 minutes. Ajouter l'ail. Faites cuire pendant encore 1 minute. Ajoutez maintenant le riz. Faites cuire pendant une minute en remuant. Ajoutez le bouillon de légumes et l'eau. Portez à ébullition, puis réduisez le feu. Faites cuire pendant 35 minutes. Le liquide doit être absorbé. Incluez les champignons. Faites cuire pendant 4 minutes. Incorporer le thym. Faites cuire pendant une minute. Ajoutez le persil, les champignons, le poivre et le sel au riz. Mélangez bien.

La nutrition : Calories 62 Glucides 9g Graisses totales 2g Protéines 2g Sucres 1g Fibres 1g Sodium 202mg

Crevettes et légumes au curry

Temps de préparation : 5 minutes Temps de cuisson : 10 minutes Portions : 4

Ingrédients :
1 oignon émincé 3 cuillères à soupe d'huile d'olive 2 cuillères à café de poudre de curry 1 tasse de lait de coco 1 chou-fleur 1 Kg de queues de crevettes

Directions :
Ajoutez l'oignon dans l'huile. Faites-le frire pour le rendre un peu mou. Pendant ce temps, faites cuire les légumes à la vapeur. Une fois l'oignon ramolli, ajoutez le curry, le lait de coco et les épices. Faites cuire pendant 2 minutes. Incluez les crevettes. Faites cuire pendant 5 minutes. Servir avec des légumes cuits à la vapeur.

La nutrition : Calories 491 Glucides 11g Cholestérol 208mg Lipides 39g Protéines 24g Sucre 3g Fibres 5g Sodium 309mg

Poivrons farcis à l'italienne

Temps de préparation : 10 minutes Temps de cuisson : 50 minutes Portions : 6

Ingrédients :

• ½ oignon, haché • 1 cuillère à soupe d'huile d'olive • ½ cuillère à café de sel casher • 1 carotte, coupée en cubes de 6 mm d'épaisseur. • 1 cuillère à café de vinaigrette italienne • 3 gousses d'ail, hachées • 3 tasses de potiron râpé • ½ cuillère à café de flocons de piment rouge • 1-1/4 tasses de quinoa cuit • 1 kg de pois chiches, égouttés et rincés • 3 poivrons rouges, coupés et dépourvus de graines et de membrane • ¼ tasse de persil haché • ¼ tasse de parmesan végétalien, râpé

Directions :

Préchauffez le four à 180°. Faites chauffer l'huile d'olive dans une poêle antiadhésive à température moyenne. Ajoutez maintenant les carottes et les oignons. Assaisonnez avec un peu de sel. Faites cuire pendant 5 minutes, en remuant de temps en temps. Incorporer l'assaisonnement italien, les flocons de poivre rouge et l'ail. Faites cuire pendant une autre minute. Ajoutez les pois chiches, le potiron et le reste du sel. Portez à ébullition et laissez mijoter pendant 8 minutes. Retirez du feu. Incorporer 3 cuillères à soupe de persil et le quinoa cuit. Maintenez le poivron dans le moule de cuisson. Le côté coupé doit être tourné vers le haut. Répartissez ensuite uniformément le mélange de pois chiches entre les poivrons. Versez la moitié de l'eau dans le plat. Couvrez avec une feuille d'aluminium pendant 30 minutes. Les poivrons doivent être tendres. Saupoudrer le parmesan sur chaque poivron. Cuire à découvert pendant 5 minutes. Garnir avec le reste du persil.

La nutrition : Calories 276 Glucides 40g Cholestérol 6mg Graisses totales 8g Protéines 11g Sucre 6g Fibres 8g Sodium 612mg

Banane et beurre de cacahuète pour la désintoxication

Temps de préparation : 10 minutes Temps de cuisson : 0 minute Portions : 1

Ingrédients :

• 1/2 banane, congelée et fraîche • 2 cuillères à soupe de beurre d'amande • 1/4 tasse de pissenlit vert • 1 tasse de fanes de betterave • 1/2 tasse de lait d'amande • 6 glaçons

Directions :

Ajoutez tous les ingrédients dans le mixeur Mélangez le tout jusqu'à ce que ce soit lisse et crémeux. Servez frais et appréciez !

La nutrition : Calories : 366 Lipides : 20g Glucides : 44g Protéines : 10g

Poulet avec nouilles aux herbes

Temps de préparation : 15 minutes Temps de cuisson : 20 minutes Portions : 4

Ingrédients :
• 450 g. de blanc de poulet, sans peau et désossé, coupé en petits morceaux • 1kg et 350g. de potiron pour les spaghettis • 2 cuillères à café d'huile d'olive • 3 cuillères à soupe d'échalotes hachées • 1 cuillère à soupe d'huile de noix de coco fondue • ½ cuillère à café de romarin séché • ½ cuillère à café d'origan séché • ½ cuillère à café de thym séché • 3 gousses d'ail, hachées • ¼ cuillère à café de poivre moulu • ¼ cuillère à café de sel casher • 2 cuillères à soupe de persil haché • 1/3 tasse de parmesan végétalien, râpé • ½ tasse de bouillon de poulet • Poivre et sel au goût

Directions :
Percez les spaghettis avec un couteau à plusieurs endroits. Conserver dans un plat à four. Faire cuire au micro-ondes pendant 12 minutes à feu vif. Retournez les spaghettis à mi-cuisson. Mettez de côté. Coupez-la en deux dans le sens de la longueur. Enlevez les fibres et les graines. Tordez les fils avec une fourchette. Conserver dans un bol. Faites chauffer la poêle à frire antiadhésive à une température moyenne. Appliquer légèrement le spray de cuisson. Ajoutez le poulet. Faire cuire en remuant de temps en temps. Transférer le poulet dans un bol une fois terminé. Gardez-le de côté. Baissez le feu à moyen. Ajoutez l'huile de noix de coco et l'huile d'olive. Inclure les échalotes. Faites cuire pendant 3 minutes. Ajoutez le romarin, l'ail, l'origan et le thym. Faites cuire pendant une autre minute, en remuant toujours. Incorporez maintenant le bouillon de poulet.
Quelques minutes. Ajouter le poulet cuit et les nouilles dans la poêle. Incorporer la sauce. Ajoutez le persil et le parmesan. Remuez encore une fois.

La nutrition : Calories 295 Glucides 12g Cholestérol 80mg Graisse totale 15g Protéines 28g Sucre 5g Fibres 3g Sodium 557mg

Boisson verte et végétale au gingembre et à la pomme

Temps de préparation : 10 minutes Temps de cuisson : 0 minute Portions : 1

Ingrédients :
• 1 pomme moyenne, évidée • 2 carottes moyennes, coupées en morceaux • 2 grosses poignées de pousses d'épinards • 1 cuillère à soupe de racine de gingembre, juste râpée • 220 grammes. d'eau filtrée

Directions :
Ajoutez tous les ingrédients dans le mixeur Mélangez le tout jusqu'à ce que ce soit lisse et crémeux. Servez frais et appréciez !

La nutrition : Calories : 163 Lipides : 0,1 g Glucides : 40g Protéines : 3g

Curry de poulet au tamarin et aux potirons

Temps de préparation : 10 minutes Temps de cuisson : 35 minutes Portions : 4

Ingrédients :
• 1 cuillère à café d'huile d'olive • 8 cuisses de poulet désossées et sans peau, parées • 1 oignon, haché • ¾ cuillère à café de poivre, moulu • ½ cuillère à café de sel • 2 tasses de citrouilles, coupées en dés • 3 gousses d'ail, hachées • ¼ de litre de tamarin réduit en pulpe • 1-1/2 cuillères à café de coriandre moulue • 1-1/2 cuillères à café de curry en poudre • 1-1/2 cuillères à café de cumin moulu • ¼ tasse de persil haché • 1-1/4 tasse de bouillon de poulet, sans gras • Poivre et sel au goût

Directions :
Assaisonnez les cuisses de poulet (des deux côtés) avec la moitié du poivre et du sel. Faites chauffer la poêle à frire antiadhésive à une température moyenne. Appliquer légèrement le spray de cuisson. Ajoutez le poulet. Faites cuire chaque côté pendant 2 minutes. Transférer dans une assiette. Faites chauffer l'huile d'olive dans une poêle à frire. Ajoutez l'ail et les oignons. Faites cuire pendant 3 minutes. Mélangez la poudre de curry, le potiron, le tamarin, le cumin, la coriandre, le bouillon de poulet, ¼ de cuillère à café de poivre et ¼ de cuillère à café de sel dans la poêle. Portez le mélange à ébullition et réduisez le feu à moyen. Laissez mijoter pendant 12 minutes. Remuez de temps en temps. Inclure le poulet. Faites cuire à couvert pendant 15 minutes. Cuire à découvert pendant 10 minutes. Incorporer le persil.

La nutrition : Calories 757 Glucides 52g Cholestérol 249mg Graisse totale 29g Protéines 86g Sucres 40g Fibres 8g Sodium 750mg

Boisson au thé Chai

Temps de préparation : 5 minutes Temps de cuisson : 0 minute Portions : 1

Ingrédients :
• 1 tasse de lait d'amande • 1 cuillère à soupe de miel • 1 tasse d'eau bouillante • ¼ cuillère à café de cacao en poudre • 1 sachet de thé vert

Directions :
Prenez une grande tasse, ajoutez un sachet de thé et de l'eau chaude. Laisser pendant 5 minutes Retirez le sachet de thé et mélangez avec la poudre de cacao et le miel. Remuez bien Ajouter du lait d'amande froid Servez et appréciez !

La nutrition : Calories : 216 Graisses : 8g Glucides : 29g Protéines : 8g

Saumon aux courgettes et citron aux herbes

Temps de préparation : 15 minutes Temps de cuisson : 20 minutes Portions : 4

Ingrédients :

• 2 cuillères à soupe d'huile d'olive • 4 courgettes coupées en petits morceaux • 2 cuillères à soupe de jus de citron • 2 cuillères à soupe de nectar d'agave • 2 gousses d'ail, hachées • 1 cuillère à soupe de moutarde de Dijon • ½ cuillère à café d'origan séché • ½ cuillère à café d'aneth séché • ¼ cuillère à café de romarin séché • ¼ cuillère à café de thym séché • 4 filets de saumon • 2 cuillères à soupe de feuilles de persil hachées • Poivre noir moulu et sel kasher au goût

Directions :

Préchauffez le four à 200°. Appliquez légèrement du spray de cuisson sur la plaque de cuisson. Dans un bol, mélanger au fouet le jus de citron, la cassonade, l'aneth, l'ail, la moutarde de Dijon, le romarin, le thym et l'origan. Assaisonnez avec du poivre et du sel selon votre goût. Mettez de côté. Disposez les courgettes sur la plaque de cuisson en une seule couche. Arroser d'un peu d'huile d'olive. Assaisonnez avec du poivre et du sel. Ajoutez le poisson en une seule couche. Badigeonner chaque filet avec le mélange d'herbes. Garder au four. Faites cuire au four pendant 17 minutes. Garnir de persil et servir.

La nutrition : Calories 355 Glucides 15g Cholestérol 78mg Graisses totales 19g Protéines 31g Sucre 12g Fibres 2g Sodium 132mg

Poisson au parmesan et au citron

Temps de préparation : 15 minutes Temps de cuisson : 10 minutes Nombre de portions : 2

Ingrédients :

• 4 filets de tilapia • ¼ tasse de cornflakes, hachés • 2 cuillères à soupe de parmesan végétalien, râpé • 2 cuillères à café de beurre végétalien sans produits laitiers, fondu • 1/8 cuillère à café de poivre noir moulu • ½ cuillère à café de zeste de citron, râpé • Quartiers de citron

Directions :

Chauffez le four à 225º. Rincez et séchez le poisson avec des serviettes en papier. Appliquez du spray de cuisson sur la plaque de cuisson. Maintenant, enroulez les filets de poisson. Commencez par les extrémités courtes. Conserver dans le moule de cuisson. Mélanger le beurre végétalien, le parmesan, les flocons de maïs, le poivre et le zeste de citron dans un bol. Saupoudrez le mélange de chapelure sur les rouleaux de poisson. Pressez légèrement les miettes sur le poisson. Faites cuire pendant 6 à 8 minutes. Le poisson doit se défaire facilement à la fourchette. Servir avec des quartiers de citron.

La nutrition : Calories 191 Cholestérol 71mg Glucides 7g Lipides 7g Sucre 1g Fibres 0g Protéines 25g

Poulet piccata au citron

Temps de préparation : 10 minutes Temps de cuisson : 20 minutes Portions : 4

Ingrédients :

• 2 poitrines de poulet sans peau et désossées • 2 cuillères à soupe de margarine sans produits laitiers • 1-1/2 cuillères à soupe de farine complète • ¼ cuillère à café de sel • ¼ cuillère à café de poivre blanc • 1/3 tasse de vin blanc sec • 2 cuillères à soupe d'huile d'olive • ¼ tasse de jus de citron • 1/3 tasse de bouillon de poulet à faible teneur en sodium • ¼ tasse de persil italien haché • ¼ tasse de câpres, égouttées • Poivre et sel au goût

Directions :

Coupez chaque poitrine de poulet en deux. Étalez la farine en fine couche sur une assiette. Assaisonnez avec du poivre et du sel. Trempez les tranches de poitrine dans la farine assaisonnée. Mettez de côté. Faites chauffer la poêle à une température moyenne. Ajoutez les tranches de poitrine dans la poêle lorsque vous voyez l'huile frémir. Faites cuire pendant 3-4 minutes. Retournez les tranches de poulet. Retirez les tranches. Mettez de côté. Ajoutez le vin dans la poêle. Remuer Ajoutez maintenant le bouillon de poulet et le jus de citron. Portez à ébullition. Faire bouillir jusqu'à l'obtention d'une sauce épaisse. Baissez le feu. Incorporer le persil et les câpres. Remettez les tranches de poitrine dans la poêle. Chauffez.

La nutrition : Calories 227 Cholestérol 72mg Glucides 3g Lipides 15g Fibres 1g Sucre 0g Protéines 20g

Poitrine de poulet noircie

Temps de préparation : 10 minutes Temps de cuisson : 15 minutes Nombre de portions : 2

Ingrédients :

• 2 demi-poitrines de poulet sans peau et désossées • 1 cuillère à café de thym, moulu • 2 cuillères à café de paprika • 2 cuillères à café d'huile d'olive • ½ cuillère à café de poudre d'oignon

Directions :

Mélanger le thym, le paprika, la poudre d'oignon et le sel dans un bol. Transférer le mélange d'épices dans une assiette plate. Enduisez la poitrine de poulet d'huile d'olive. Enduisez-le complètement. Plongez les morceaux de poulet dans le mélange d'épices. Pressez, en veillant à ce que tous les côtés soient recouverts du mélange d'épices. Réservez pendant 5 minutes. Tournez une fois et faites cuire pendant encore 7 minutes. Transférez les poitrines dans un plat de service. Servez après 5 minutes.

La nutrition : Calories 424 Glucides 3g Cholestérol 198mg Graisse totale 11g Protéines 79g Sucres 1g Fibres 2g Sodium 516mg

Poulet à la Marrakech

Temps de préparation : 25 minutes Temps de cuisson : 4 heures Portions : 8

Ingrédients :
• 1 tranche d'oignon • 2 gousses d'ail, hachées • ½ litre de citrouilles • 2 carottes, coupées en dés et pelées • 450 g. pois chiches, égouttés et rincés • ½ cuillère à café de cumin, moulu • 900 grammes. de poitrines de poulet sans peau, coupées en deux et coupées en petits morceaux • ¼ cuillère à café de cannelle, moulue • ½ cuillère à café de curcuma, moulu • ½ cuillère à café de poivre noir, moulu • 1 cuillère à café de sel • 1 cuillère à café de persil séché • ½ litre de tamarin réduit en pulpe

Directions :
Gardez l'ail, l'oignon, le potiron, les carottes, le blanc de poulet et les pois chiches dans la marmite. Mélanger le curcuma, le cumin, le poivre noir, la cannelle, le sel et le persil dans un bol. Parsemez les légumes et le poulet sur le dessus. Ajoutez le tamarin. Mélangez bien le tout en remuant. Gardez la casserole couverte. Mettez le feu à haute température. Faites cuire pendant 4 heures. La sauce doit être épaisse.

La nutrition : Calories 520 Glucides 59g Cholestérol 101mg Lipides 15g Fibres 13g Sucres 25g Protéines 45g Sodium 424mg

Thé vert à la menthe et au citron

Temps de préparation : 10 minutes Temps de cuisson : 0 minute Portions : 1

Ingrédients :
2 tranches de citron 1 sachet de thé vert 3 feuilles de menthe 1 cuillère à soupe de miel 2 tasses d'eau bouillante

Directions :
Prenez une grande tasse, ajoutez les tranches de citron, le sachet de thé et l'eau chaude. Laisser pendant 10 minutes Retirez le sachet de thé et incorporez les tranches de citron et le miel. Remuez bien Mélangez les feuilles de menthe Servez et appréciez !

La nutrition : Calories : 87 Graisses : 0,2g Glucides : 24g Protéines : 0,8g

Soupe épicée au poulet et aux légumes

Temps de préparation : 10 minutes Temps de cuisson : 25 minutes Portions : 4

Ingrédients :

• 450 g. poulet, sans peau • 1 cuillère à café de basilic séché • 1 petit oignon coupé en dés • 1 boîte de tomates, coupées en cubes • 2 tasses de légumes surgelés • 3 feuilles de laurier • 1 gousse d'ail hachée • 1 1/2 tasse de patates douces, coupées en cubes • ½ cuillère à café de flocons de piment rouge • 1 pot de sauce tomate épicée • ½ cuillère à café de sel de mer • 2 tasses de bouillon de poulet

Directions :

Ajouter tous les ingrédients dans le four hollandais et bien mélanger. Assaisonnez avec du sel et du poivre Laisser mijoter pendant 15 minutes Puis faites cuire 10 minutes Servez chaud et appréciez !

La nutrition : Calories : 279 Lipides : 11g Glucides : 18g Protéines : 27g

Coquilles Saint-Jacques au citron et à l'ail

Temps de préparation : 10 minutes Temps de cuisson : 5 minutes Portions : 4

Ingrédients :

• 1 cuillère à soupe d'huile d'olive • 1 livre et demi de pétoncles séchés • 2 cuillères à soupe de farine complète • ¼ cuillère à café de graines de tournesol • 4-5 gousses d'ail, hachées • 1 échalote hachée • 1 pincée de sauge moulue • 1 jus de citron • 2 cuillères à soupe de persil haché

Directions :

Prenez une poêle à frire antiadhésive et placez-la sur un feu moyen-élevé. Ajoutez l'huile et laissez-la chauffer Dans un bol de taille moyenne, ajoutez les coquilles Saint-Jacques, les graines de tournesol et la farine. Placez les coquilles Saint-Jacques dans la poêle et ajoutez les échalotes, l'ail et la sauge. Faire sauter pendant 3-4 minutes, jusqu'à ce que la consistance soit mate. Retirer du feu et servir chaud !

La nutrition : Calories : 151 Lipides : 4g Glucides : 10g Protéines : 18g

Saumon enrobé de noix

Temps de préparation : 10 minutes Temps de cuisson : 14 minutes Portions : 34

Ingrédients :
½ tasse noix 2 cuillères à soupe de stevia   ½ cuillère à soupe de moutarde de Dijon ¼ cuillère à café d'aneth 2 filets de saumon (85 g chacun) 1 cuillère à soupe d'huile d'olive Graines de tournesol et poivre au goût

Directions :
Préchauffez le four à 180°. Ajoutez les noix, la moutarde et la stévia dans un robot culinaire et mixez jusqu'à obtenir la consistance souhaitée. Prenez une poêle et placez-la sur feu moyen. Ajoutez l'huile et faites-la chauffer Ajouter le saum saum saumon et l'ajouter à l'eau pour 3 minutes   Ajouter le mélange de noix et bien l'enrober Transférez le saumon enrobé sur la plaque de cuisson et faites-le cuire pendant 8 minutes. Servez et appréciez !

La nutrition : Calories : 373 Lipides : 43g Glucides : 4g Protéines : 20g

Brocoli et tilapia

Temps de préparation : 4 minutes Temps de cuisson : 14 minutes Nombre de portions : 2

Ingrédients :
• 170 grammes de tilapia congelé • 1 cuillère à soupe de beurre d'amande • 1 cuillère à soupe d'ail haché • 1 cuillère à café de vinaigrette au citron et au poivre • 1 tasse de bouquets de brocoli frais

Directions :
Préchauffez le four à 180°. Ajoutez le poisson dans des paquets de papier d'aluminium. Disposez le brocoli autour du poisson. Saupoudrer de poivre de citron. Fermez les emballages et scellez-les. Faites cuire au four pendant 14 minutes. Prenez un bol et ajoutez l'ail et le beurre d'amande, mélangez bien et mettez le mélange de côté. Retirez le paquet du four et transférez-le dans un plat de service. Mettez le beurre d'amande sur le poisson et le brocoli, servez et appréciez !

La nutrition : Calories : 362 Graisses : 25g Glucides nets : 2g Protéines : 29g

Saumon glacé spécial

Temps de préparation : 45 minutes Temps de cuisson : 10 minutes Portions : 4

Ingrédients :
• 4 morceaux de filets de saumon, 140 g. chaque • 4 cuillères à soupe d'amino de noix de coco • 4 cuillères à café d'huile d'olive • 2 cuillères à café de gingembre haché • 4 cuillères à café d'ail haché • 2 cuillères à soupe de ketchup sans sucre • 4 cuillères à soupe de vin blanc sec • 2 cuillères à soupe de sauce de poisson rouge à faible teneur en sodium

Directions :
Dans un bol, mélanger les acides aminés de noix de coco, l'ail, le gingembre et la sauce de poisson. Ajoutez le saumon et laissez-le mariner pendant 15-20 minutes. Prenez une poêle à frire et placez-la sur feu moyen. Ajoutez l'huile et faites-la chauffer. Ajoutez les filets de saumon et faites-les cuire à feu vif pendant 3-4 minutes de chaque côté. Retirez la plaque une fois qu'elle est croustillante. Ajouter la sauce et le vin   Laisser mijoter pendant 5 minutes   Remettez le saumon dans le glaçage et retournez-le jusqu'à ce que les deux côtés soient glacés. Servez et appréciez !

La nutrition : Calories : 372 Lipides : 24g Glucides : 3g Protéines : 35g

Saumon généreux farci d'avocat

Temps de préparation : 10 minutes Temps de cuisson : 30 minutes Nombre de portions : 2

Ingrédients :
• 1 avocat bio bien mûr • 2 onces de saumon fumé pêché dans la nature • 1 hectogramme de fromage de cajou • 2 cuillères à soupe d'huile d'olive extra vierge • Graines de tournesol au besoin

Directions :
Coupez l'avocat en deux et retirez les graines. Mettez le reste des ingrédients dans un robot culinaire et mixez-les jusqu'à ce qu'ils soient grossièrement hachés. Verser le mélange dans l'avocat Servez et appréciez !

La nutrition : Calories : 525 Lipides : 48g Glucides : 4g Protéines : 19g

Soupe Cajun Jambalaya

Temps de préparation : 15 minutes Temps de cuisson : 40 minutes Portions : 6

Ingrédients :

1 kg de grosses crevettes crues et décortiquées 110 g. poulet, coupé en cubes
¼ tasse de sauce piquante Frank's 2 tasses de gombo 3 cuillères à soupe d'assaisonnement cajun 2 feuilles de laurier ½ tête de chou-fleur 1 grande boîte bio, coupée en dés 1 gros oignon, haché 2 gousses d'ail, coupées en dés 5 tasses de bouillon de poulet 4 poivre

Directions :

Prenez une marmite à fond épais et ajoutez tous les ingrédients sauf le chou-fleur. Placez-la sur un feu vif Mélangez bien les deux ingrédients et portez à ébullition. Une fois l'ébullition atteinte, baissez le feu pour laisser mijoter. Laisser mijoter pendant 30 minutes Mettez le chou-fleur dans le mixeur. Remuez dans la marmite et laissez mijoter pendant encore 5 minutes. Servez et appréciez !

La nutrition : Calories : 143 Lipides : 3g Glucides : 14g Protéines : 18g

Curcuma anti-inflammatoire gencives

Temps de préparation : 4 heures Temps de cuisson : 10 minutes Portions : 6

Ingrédients :

• 1 cuillère à café de curcuma, moulu • 8 cuillères à soupe de gélatine en poudre non aromatisée • 6 cuillères à soupe de sirop d'érable • 3 ½ tasses d'eau

Directions :

Dans une casserole, mélanger le sirop d'érable, le curcuma et l'eau. Portez à ébullition pendant 5 minutes Retirer du feu et saupoudrer de gélatine en poudre Remuez pour hydrater la gélatine Remettez ensuite le feu et portez à ébullition jusqu'à ce que la gélatine fonde correctement. Prenez une assiette et versez-y le mélange Laissez refroidir pendant 4 heures au réfrigérateur. Une fois prêt, coupez en tranches et servez Amusez-vous bien !

La nutrition :

Calories : 68 Graisses : 0,03 g Glucides : 17g Protéines : 0,2g

Barres au gingembre et aux dattes

Temps de préparation : 10 minutes Temps de cuisson : 20 minutes Portions : 8

Ingrédients :
• ¾ tasse de dattes dénoyautées • 1 1/2 tasse d'amandes, trempées dans l'eau pendant la nuit • ¼ tasse de lait d'amande • 1 cuillère à café de gingembre moulu

Directions :
Préchauffez le four à 180°. Place dans un robot de travail les amandes. Pétrir jusqu'à l'obtention d'une pâte épaisse. Pressez la pâte dans une plaque à pâtisserie recouverte de papier sulfurisé. Mettez-le de côté Préparez le mélange de dattes en mixant le reste des ingrédients dans le robot culinaire. Versez le mélange de dattes sur la croûte aux amandes. Faites cuire au four pendant 20 minutes Servez et appréciez !

La nutrition : Calories : 45 Graisses : 0,3g Glucides : 11g Protéines : 0,5g

Jus d'orange à la vanille avec du curcuma

Temps de préparation : 2 heures Temps de cuisson : 0 minute Nombre de portions : 2

Ingrédients :
• 3 oranges, pelées et coupées en quartiers • 1 cuillère à café d'extrait de vanille • 1 tasse de lait d'amande non sucré • ½ cuillère à café de cannelle • ¼ cuillère à café de curcuma • Une pincée de poivre

Directions :
Ajoutez tous les ingrédients dans le mixeur Pétrir jusqu'à obtenir une consistance lisse Servez frais et appréciez !

La nutrition : Calories : 188 Lipides : 5g Glucides : 33g Protéines : 5g

Brocoli sauté et sésame

Temps de préparation : 10 minutes Temps de cuisson : 8 minutes Portions : 4

Ingrédients :
• 2 cuillères à soupe d'huile d'olive extra vierge • 1 cuillère à café d'huile de sésame • 4 tasses de bouquets de brocoli • 1 cuillère à soupe de gingembre frais râpé • ¼ de cuillère à soupe de sel de mer • 2 gousses d'ail, hachées
• 2 cuillères à soupe de graines de sésame grillées

Directions :
Dans une grande poêle antiadhésive, faites chauffer l'huile d'olive et l'huile de sésame à feu moyen-élevé jusqu'à ce qu'elles scintillent. Ajoutez le brocoli, le gingembre et le sel. Faites cuire pendant 5 à 7 minutes, en remuant fréquemment, jusqu'à ce que le brocoli commence à brunir. Ajoutez l'ail. Faites cuire pendant 30 secondes, en remuant continuellement.

Nutrition : Calories : 134 Graisses : 11g Glucides : 9g Sucre : 2g

Purée crémeuse de chou-fleur et de panais

Temps de préparation : 4 minutes Temps de cuisson : 25 minutes Portions : 5

Ingrédients :
• 1 chou-fleur de taille moyenne • 2 panais • 2 cuillères à soupe d'huile d'olive extra vierge • 1/2 cuillère à soupe de sel • 1/2 cuillère à soupe de jus de citron • 1 cuillère à soupe de poivre noir • 5/6 gousses d'ail grillées

Directions :
Coupez les légumes en petits morceaux. Faites-les bouillir pendant 10 à 15 minutes à température moyenne jusqu'à ce qu'ils soient tendres à la fourchette. Egouttez l'eau et passez-les au mixeur. Ajoutez le reste des ingrédients avec la purée et mixez jusqu'à obtenir une texture lisse comme du beurre. Ajoutez de l'eau et du sel si nécessaire, en veillant à ce que la pâte ne soit pas trop épaisse ou grasse, et servez.

Nutrition : Calories : 72 kcal Glucides : 12 g Graisses : 0,8 g Protéines : 3,7 g

<u>Chapitre 4 : Soupes</u>

Soupe de chou-fleur

Temps de préparation : 10 minutes Temps de cuisson : 8 heures Nombre de portions : 2

Ingrédients :
• 1/2 tasses de bouquets de chou-fleur • 2 Tasses de bouillon de légumes • 1 cuillère à soupe d'huile d'olive • 2 tasses de poireaux • 1 cuillère à café de sel

Directions :
1. Ajouter tous les ingrédients dans le pot instantané et bien mélanger. 2. Couvrez la casserole avec le couvercle, sélectionnez le mode de cuisson lente et laissez mijoter pendant 8 heures. 3. Réduire la soupe en purée avec un mixeur jusqu'à ce qu'elle soit lisse et servir.

Nutrition : Calories 177 Graisses 7,6 g Glucides 25,4 g Sucres 9,6 g Protéines 6,2 g Cholestérol 0 mg

Soupe au brocoli saine

Temps de préparation : 10 minutes Temps de cuisson : 3 heures Portions : 6

Ingrédients :
• 8 tasses de fleurs de brocoli • 6 tasses de bouillon de légumes • 2 cuillères à soupe d'huile d'olive • 1/8 cuillère à café de poivre • 1 cuillère à café de sel

Directions :
1. Ajoutez le brocoli et les autres ingrédients dans le pot instantané et mélangez bien. 2. Couvrez la casserole avec le couvercle, sélectionnez le mode de cuisson lente et laissez mijoter pendant 3 heures. 3. Réduire la soupe en purée avec un mixeur jusqu'à ce qu'elle soit lisse et servir.

Nutrition : Calories 151 Graisses 7,8 g Glucides 18,9 g Sucres 5,1 g Protéines 4,9 g Cholestérol 0 mg

Soupe de patates douces facile

Temps de préparation : 10 minutes Temps de cuisson : 4 heures Portions : 4

Ingrédients :
-8 tasses de bouquets de brocoli -6 tasses de bouillon de légumes -2 cuillères à soupe d'huile d'olive -1 cuillère à café de curcuma -2 cuillères à soupe de gingembre haché -4 tasses de poireaux hachés -1/8 cuillère à café de poivre -1 cuillère à café de sel

Directions :
1. Ajoutez les patates douces et les autres ingrédients dans le pot instantané et mélangez bien. 2. Couvrez la casserole avec le couvercle, sélectionnez le mode de cuisson lente et laissez mijoter pendant 4 heures. 3. Réduire la soupe en purée avec un mixeur jusqu'à ce qu'elle soit lisse et servir.

Nutrition : Calories 393 Graisses 5,2 g Glucides 77,7 g Sucres 5,6 g Protéines 9,9 g Cholestérol 8 mg

Saveurs Ragoût de saumon

Temps de préparation : 10 minutes Temps de cuisson : 2 heures Portions : 4

Ingrédients :
-220 g. de saumon sauvage -1 cuillère à café de gingembre haché -1 cuillère à soupe de poudre de curry -1/2 petit oignon coupé en dés -1/2 cuillère à café de coriandre -1/2 tasse d'eau -400 g. de lait de coco - Poivre à goûter -Sel au goût

Directions :
1. Ajoutez le saumon et les autres ingrédients dans le pot instantané et mélangez bien. 2. Couvrez la casserole avec le couvercle, sélectionnez le mode de cuisson lente et faites cuire à feu vif pendant 2 heures. 3. Mélangez bien et servez.

Nutrition : Calories 314 Graisses 27,4 g Glucides 7,6 g Sucres 3,7 g Protéines 13,6 g Cholestérol 25 mg

Soupe crémeuse de carottes à la noix de coco

Temps de préparation : 10 minutes Temps de cuisson : 8 heures Portions : 6

Ingrédients :

-8 carottes moyennes, pelées et coupées en petits morceaux -1 cuillère à café de poudre de curry -1 gousse d'ail, hachée -1 tasse de lait de coco -3 tasses de bouillon de légumes -1/8 de piment de la Jamaïque -1 oignon, haché -1/4 cuillère à café de sel

Directions :

1. Ajoutez les carottes et les autres ingrédients, sauf le lait de coco, dans la marmite instantanée et mélangez bien. 2. Couvrez la casserole avec le couvercle, sélectionnez le mode de cuisson lente et laissez mijoter pendant 8 heures. 3. Réduire la soupe en purée avec un mixeur jusqu'à ce qu'elle soit lisse et servir. 4. Incorporer le lait de coco. 5. Servir et apprécier.

Nutrition : Calories 154 Graisses 10,3 g Glucides 12,8 g Sucres 6,5 g Protéines 4,3 g Cholestérol 0 mg

Soupe de carottes et de patates douces à la cannelle

Temps de préparation : 10 minutes Temps de cuisson : 8 heures Nombre de portions : 2

Ingrédients :

 -450 g. patates douces pelées et coupées en dés -3 tasses d'eau -1/2 cuillère à soupe de poudre de curry -1 carotte moyenne, coupée en dés -1/2 bâton de cannelle -1 oignon coupé en dés -1/2 cuillère à soupe de gingembre râpé - Poivre à goûter -Sel au goût

Directions :

1. Ajoutez les patates douces et les autres ingrédients dans le pot instantané et mélangez bien. 2. Couvrez la casserole avec le couvercle, sélectionnez le mode de cuisson lente et laissez mijoter pendant 8 heures. Retirez le bâton de cannelle. 3. Réduire la soupe en purée avec un mixeur jusqu'à ce qu'elle soit lisse et servir.

Nutrition : Calories 314 Graisses 0,8 g Glucides 73,8 g Sucres 5,1 g Protéines 4,7 g Cholestérol 0 mg

Soupe aux lentilles rouges

Temps de préparation : 10 minutes Temps de cuisson : 8 heures Portions : 8

Ingrédients :

-1 1/2 tasse de lentilles rouges, rincées et égouttées -1/2 cuillère à café de paprika -1 cuillère à café de persil -1/2 oignon, haché -2 gousses d'ail, hachées -2 branches de céleri, hachées -1 poivron coupé en petits morceaux -4 carottes épluchées et coupées en petits morceaux -6 demi-tasse de bouillon de légumes -1/2 cuillère à café d'origan -4 feuilles de chou frisé, hachées -1 cuillère à café de sel

Directions :

1. Ajouter tous les ingrédients dans le pot instantané et bien mélanger. 2. Couvrez la casserole avec le couvercle, sélectionnez le mode de cuisson lente et laissez mijoter pendant 8 heures. 3. Mélangez bien et servez.

Nutrition : Calories 208 Graisses 0,6 g Glucides 39,5 g Sucres 4,5 g Protéines 12,4 g Cholestérol 0 mg

Soupe d'épinards et de tomates

Temps de préparation : 10 minutes Temps de cuisson : 8 heures Portions : 8

Ingrédients :

-280 g. de bébés épinards, lavés -1 gros oignon, haché -2 branches de céleri hachées -2 carottes moyennes, hachées -1/2 cuillère à café de flocons de piment rouge, écrasés -1 feuille de laurier -800 g. de tomates, coupées en cubes -4 tasses de bouillon de légumes -1 gousse d'ail, hachée -1 cuillère à café d'origan séché -1 cuillère à soupe de basilic séché

Directions :

1. Ajouter tous les ingrédients dans le pot instantané et bien mélanger. 2. Couvrez la casserole avec le couvercle, sélectionnez le mode de cuisson lente et laissez mijoter pendant 8 heures. 3. Mélangez bien et servez.

Nutrition : Calories 62 Graisses 1,1 g Glucides 9,5 g Sucres 4,8 g Protéines 4,8 g Cholestérol 0 mg

Soupe de poulet au curry de noix de coco

Temps de préparation : 10 minutes Temps de cuisson : 8 heures Portions : 6

Ingrédients :

- 900 g. de poitrines de poulet, sans peau et désossées -1 poivron vert coupé en dés -2 tasses de bouillon de poulet -1 ½ cuillères à café de gingembre frais, râpé -2 cuillères à soupe de pâte de curry -400 g. de lait de coco -1 carotte, coupée en dés

Directions :

1. Ajouter tous les ingrédients dans le pot instantané et bien mélanger. 2. Couvrez la casserole avec le couvercle, sélectionnez le mode de cuisson lente et laissez mijoter pendant 8 heures. 3. Déchiquetez le poulet à l'aide d'une fourchette. 4. Mélangez bien et servez.

Nutrition : Calories 477 Graisses 28,5 g Glucides 7,7 g Sucres 3,4 g Protéines 47,2 g Cholestérol 135 mg

Ragoût de porc au curry

Temps de préparation : 10 minutes Temps de cuisson : 4 heures Portions : 6

Ingrédients :

-450 g. de filet de porc, coupé en cubes -2 gousses d'ail, hachées -1 tasse de céleri, tranché -1 tasse d'oignon, tranché - 400 g de boîte de tomates coupées en dés -1/2 cuillère à café de cumin moulu -1/2 cuillère à café de poudre de curry -1/2 cuillère à café de cannelle -1/8 cuillère à café de cayenne - Poivre à goûter -Sel au goût

Directions :

1. Ajouter tous les ingrédients dans le pot instantané et bien mélanger. 2. Couvrez la casserole avec le couvercle, sélectionnez le mode de cuisson lente et faites cuire à vitesse élevée pendant 4 heures. 3. Mélangez bien et servez.

Nutrition : Calories 146 Graisses 2,8 g Glucides 8,8 g Sucres 3,3 g Protéines 20,8 g Cholestérol 55 mg

Ragoût de bœuf et de pois chiches

Temps de préparation : 10 minutes Temps de cuisson : 4 heures Portions : 4

Ingrédients :

-900 g. bœuf mijoté, coupé en cubes -1/2 tasse de bouillon de poulet - Boîte de 10 grammes de tomates coupées en cubes -450 g. de pois chiches en conserve égouttés -1 oignon, haché -1/2 cuillère à café de romarin séché, haché -1 carotte, pelée et tranchée -1 cuillère à soupe d'huile d'olive - Poivre à goûter -Sel au goût

Directions :

1. Ajoutez l'huile et la viande dans la marmite instantanée et faites cuire en mode sauté jusqu'à ce que la viande soit dorée. 2. Ajoutez le reste des ingrédients dans la marmite et mélangez bien. 3. Couvrez la casserole avec le couvercle, sélectionnez le mode de cuisson lente et laissez mijoter pendant 4 heures. 4. Mélangez bien et servez.

Nutrition : Calories 530 Graisses 18,5 g Glucides 33,5 g Sucres 4,4 g Protéines 56,7 g Cholestérol 0 mg

Soupe de pois chiches et de patates douces avec noix de coco

Temps de préparation : 10 minutes Temps de cuisson : 6 heures Portions : 4

Ingrédients :

-2 patates douces moyennes pelées et coupées en dés -420 g. de pois chiches en conserve, rincés et coupés en cubes -1 oignon moyen, haché -1 cuillère à soupe d'ail haché - Boîte de 850g de lait de coco. -2 cuillères à soupe de poudre de curry -1 poivron rouge -1/8 cuillère à café de poivre -1/4 cuillères à soupe de sel de mer

Directions :

1. Ajouter tous les ingrédients dans le pot instantané et bien mélanger. 2. Couvrez la casserole avec le couvercle, sélectionnez le mode de cuisson lente et laissez mijoter pendant 6 heures. 3. Réduire la soupe en purée avec un mixeur jusqu'à ce qu'elle soit lisse. 4. Mélangez bien et servez.

Nutrition : Calories 633 Graisses 47,2 g Glucides 50 g Sucres 3 g Protéines 11,4 g Cholestérol 0 mg

Soupe de tomates et de chou-fleur

Temps de préparation : 10 minutes Temps de cuisson : 3 heures Portions : 4

Ingrédients :
800 g. de tomates fraîches, hachées -1/4 tasse d'oignons verts, hachés -1/2 tasse de bouquets de chou-fleur -2 tasses de bouillon de légumes -2 cuillères à soupe de pâte d'ail et de gingembre -1 1/2 cuillères à soupe de poudre de curry - Poivre à goûter -Sel au goût

Directions :
1. Ajouter tous les ingrédients dans le pot instantané et bien mélanger. 2. Couvrez la casserole avec le couvercle, sélectionnez le mode de cuisson lente et faites cuire à feu vif pendant 3 heures. 3. Réduire la soupe en purée avec un mixeur jusqu'à ce qu'elle soit lisse. 4. Mélangez bien et servez.

Nutrition : Calories 64 Graisses 1,3 g Glucides 12,2 g Sucres 6,1 g Protéines 3,1 g Cholestérol 0 mg

Délicieux chili au potiron

Temps de préparation : 10 minutes Temps de cuisson : 3 heures Portions : 4

Ingrédients :
450 g. de bœuf haché - Boîte de 420 g de purée de potiron. -1 tasse d'oignon, coupé en dés - 1 tasse de poivron, coupé en dés - 800 g de boîte de tomates concassées - 400 g de tomates en conserve coupées en cubes -1 cuillère à café de persil séché -1/2 cuillère à café de paprika -1/2 cuillère à café de piment en poudre -3 gousses d'ail, hachées - Poivre à goûter - Sel au goût

Directions :
1. Ajouter tous les ingrédients dans le pot instantané et bien mélanger. 2. Couvrez la casserole avec le couvercle, sélectionnez le mode de cuisson lente et faites cuire à feu vif pendant 3 heures. 3. Mélangez bien et servez.

Nutrition : Calories 459 Graisses 7,3 g Glucides 58,9 g Sucres 28 g Protéines 41,7 g Cholestérol 101 mg

Soupe aux haricots verts et aux tomates

Temps de préparation : 10 minutes Temps de cuisson : 6 heures Portions : 8
Ingrédients :
-3 tasses de tomates fraîches, coupées en cubes -450 g. de haricots verts frais coupés en morceaux de 1 pouce -1 gousse d'ail, hachée -6 tasses de bouillon de poulet -1 cuillère à café de basilic séché -1 tasse de carottes, hachées -1 tasse d'oignons, hachés -1/4 cuillère à café de poivre -1/2 cuillère à café de sel
Directions :
1. Ajouter tous les ingrédients dans le pot instantané et bien mélanger. 2. Couvrez la casserole avec le couvercle, sélectionnez le mode de cuisson lente et faites cuire à vitesse élevée pendant 6 heures. 3. Mélangez bien et servez.
Nutrition : Calories 62 Graisses 1,2 g Glucides 8,2 g Sucres 2,6 g Protéines 5,2 g Cholestérol 0 mg

Soupe aux tomates et aux choux

Temps de préparation : 10 minutes Temps de cuisson : 4 minutes Portions : 8
Ingrédients :
-3 tasses de chou, haché -420 g. de tomates, coupées en cubes -400 g. de tomates confites -4 tasses d'eau -4 gousses d'ail coupées en dés -2 cuillères à soupe d'huile d'olive -1/4 cuillère à café de poivre noir -1/2 oignon, tranché -170 g. de pâte de tomate -1 et ½ cuillères à café de sel de mer
Directions :
1. Ajoutez de l'huile dans la marmite instantanée et réglez le mode sauté. 2. Ajouter l'oignon et l'ail et faire frire pendant 2 minutes. 3. Ajouter les autres ingrédients et bien mélanger. 4. Couvrez la casserole avec le couvercle, sélectionnez le mode de cuisson lente et faites cuire à vitesse élevée pendant 4 heures. 5. Servir et apprécier.
Nutrition : Calories 78 Graisses 3,9 g Glucides 10,7 g Sucres 6,4 g Protéines 2,4 g Cholestérol 0 mg

Ragoût d'agneau savoureux

Temps de préparation : 10 minutes Temps de cuisson : 8 heures Nombre de portions : 2

Ingrédients :

-220 g. d'agneau, désossé et coupé en cubes -1/2 oignon, haché -1/4 tasse d'olives, tranchées -2 cuillères à soupe de jus de citron -1 cuillère à café d'ail haché -1/2 cuillère à café de poivre -2 brins de thym -1/4 cuillère à café de curcuma -1/4 cuillère à café de sel

Directions :

1. Ajoutez l'agneau et les autres ingrédients dans le pot instantané et mélangez bien. 2. Couvrez la casserole avec le couvercle, sélectionnez le mode de cuisson lente et laissez mijoter pendant 8 heures. 3. Mélangez bien et servez.

Nutrition : Calories 255 Lipides 11,5 Glucides 5,2 g Sucres 1,6 g Protéines 31 g Cholestérol 99 mg

Ragoût de poulet et de légumes

Temps de préparation : 10 minutes Temps de cuisson : 30 minutes Portions : 6

Ingrédients :

-900g. de poitrine de poulet désossée -280 g. de brocoli haché -1/2 cuillère à café de noir -1 cuillère à soupe de piment de Cayenne -1 tomate hachée -1 oignon haché -200 g. de chou-fleur haché -3 cuillères à soupe d'huile d'olive -4 tasses de bouillon de poulet -2 cuillères à soupe de sel

Directions :

1. Placez le poulet dans la marmite instantanée. 2. Versez le reste des ingrédients sur le poulet. 3. Couvrez la marmite avec le couvercle et faites cuire à haute pression pendant 30 minutes. 4. Mélangez bien et servez.

Nutrition : Calories 391 Graisses 19 g Glucides 8,1 g Sucres 3,2 g Protéines 46,6 g Cholestérol 135 mg

Soupe de poulet à la tomate et à la noix de coco

Temps de préparation : 10 minutes Temps de cuisson : 5 minutes Portions : 6

Ingrédients :
-1 kg de cuisses de poulet désossées et coupées en morceaux -30 g. gingembre haché -5 gousses d'ail hachées -1 oignon, haché -1 cuillère à soupe de bouillon de poulet de base - Boîte de tomate au piment -2 tasses de betteraves hachées -1 1/2 tasses de branches de céleri, hachées -1 cuillère à café de poudre de curcuma -1 tasse de lait de coco

Directions :
1. Ajoutez l'oignon, le curcuma, les tomates, le lait, le bouillon de base, le gingembre et l'ail dans le robot et mixez jusqu'à obtenir une texture lisse. 2. Transférez le mélange fouetté dans la marmite instantanée. 3. Ajouter les betteraves, le poulet et le céleri et bien mélanger. 4. Couvrez la marmite avec le couvercle et faites cuire à haute pression pendant 5 minutes. 5. Lorsque vous avez terminé, laissez la pression se relâcher naturellement. 6.Ouvrez le couvercle. 7. Mélangez avec le lait de coco et servez.

Nutrition : Calories 283 Lipides 15,7 g Glucides 12,3 g Sucres 3,3 g Protéines 24,3 g Cholestérol 67 mg

Soupe au poulet et aux choux

Temps de préparation : 10 minutes Temps de cuisson : 5 minutes Portions : 4

Ingrédients :
-2 tasses de poitrine de poulet cuite -4 tasses de bouillon de poulet -1 oignon coupé en dés - 340 g. de chou frisé -2 cuillères à soupe d'ail haché -1/2 cuillère à café de cannelle -1 cuillère à café de poivre -1 cuillère à café de sel

Directions :
1. Ajouter tous les ingrédients dans le pot instantané et bien mélanger. 2. Couvrez la marmite avec le couvercle et faites cuire à haute pression pendant 5 minutes. 3. Une fois terminé, laissez la pression se relâcher naturellement. Ouvrez le couvercle. 4. Mélangez bien et servez.

Nutrition : Calories 124 Graisses 1,9 g Glucides 13,2 g Sucres 1,9 g Protéines 14,3 g Cholestérol 32 mg

Crème de chou frisé

Temps de préparation : 10 minutes   Temps de cuisson : 20 minutes   Portions : 4

Ingrédients :

• 2 cuillères à soupe d'huile d'olive vierge extra, plus une huile supplémentaire pour la décoration, le cas échéant • 1 oignon, finement haché • 4 tasses de chou frisé •1 tasse de fleurettes de brocoli • 6 tasses de bouillon de légumes non salé • 1 cuillère à café de poudre d'ail • ½ cuillère à café de sel de mer • ¼ cuillère à café de poivre noir fraîchement moulu • Micro-légumes (facultatif) • Lait de coco (facultatif)

Directions :

Dans une grande casserole à feu moyen-élevé, faites chauffer l'huile d'olive jusqu'à ce qu'elle scintille. Ajoutez l'oignon et faites-le cuire pendant environ cinq minutes, en remuant de temps en temps, jusqu'à ce qu'il soit ramolli. Mettez le chou, le brocoli, le bouillon de légumes, la poudre d'ail, le sel et le poivre. Portez à ébullition et réduisez le feu à moyen-doux. Laissez mijoter pendant 10 à un quart d'heure avant que les légumes ne soient tendres. Transférer délicatement dans un mixeur et mixer jusqu'à obtenir une texture lisse. Servez chaud avec l'excédent d'huile, les micro-verres et le lait de coco, si vous l'utilisez.

Nutrition : Calories : 129Kcal Protéines : 3g Glucides : 16g Lipides : 7g

Chapitre 5 : Recettes de sucreries et d'en-cas

Mini muffins à l'heure du goûter

Temps de préparation : 20 minutes Temps de cuisson : 15 minutes Nombre de portions : 25

Ingrédients :

• ¼ tasse d'huile d'olive extra vierge • 1 tasse de farine de riz brun • 1 tasse de citrouille en conserve • ¼ cuillère à soupe d'huile d'olive pour graisser • 1 cuillère à soupe de levure chimique • ½ cuillère à café de sel • 1 cuillère à café de cannelle moulue • 4 œufs • 1 tasse de farine d'amande • 1 tasse de carottes râpées

Directions :

Allumez le four et faites-le chauffer à 190°. À l'aide d'un petit pinceau, tapissez un moule à mini-muffins de ramequins ou d'un peu d'huile d'olive. Dans un bol de taille moyenne, combinez la farine d'amande, la levure chimique, la farine de riz brun, le sel et la cannelle. Ajoutez la carotte, les œufs, le potiron et l'huile d'olive. Remuez jusqu'à ce que tout soit bien mélangé. Versez le mélange dans chaque ramequin, en ne le remplissant qu'aux trois quarts. Placez la plaque de cuisson dans le four préchauffé et faites cuire pendant quinze minutes, ou jusqu'à ce que les muffins soient légèrement dorés. Retirez du four et laissez refroidir pendant dix minutes avant de retirer les muffins de la plaque de cuisson.

Nutrition : Glucides : 8g Protéines : 2,4g Graisse totale : 4,7g Calories : 66 Cholestérol : 0,0mg Fibres : 1,3g Sodium : 67mg

Lassi à la noix de coco et à la mangue

Temps de préparation : 10 minutes   Temps de cuisson : 0 minute Nombre de portions : 2

Ingrédients :

• 1 1/2 tasse de morceaux de mangue surgelés • 1 tasse de lait de coco non sucré • 1 tasse de glaçons • ½ tasse de yogourt nature • 1 cuillère à soupe de miel • Pincée de cardamome moulue

Directions :

Mettez la mangue, le lait de coco, les glaçons, le yaourt et le miel dans un mixeur et mixez jusqu'à obtenir un mélange homogène. Versez dans deux grands verres. Saupoudrez un peu de cardamome moulue sur chaque verre et servez. CONSEIL : si vous êtes végétalien, essayez de remplacer le yaourt à la noix de coco par du yaourt ordinaire et le sirop d'érable par du miel.

Nutrition : Calories : 370Kcal Protéines : 8g Glucides : 32g Lipides : 26g

Pâte de pois chiches

Temps de préparation : 15 minutes plus 30 minutes de repos. Temps de cuisson : 0 minute   Nombre de portions : 2

Ingrédients :
• 1 boîte de 420 g de pois chiches égouttés et rincés • ¼ tasse d'huile d'olive extra vierge • ¼ tasse de jus de citron frais • ¼ tasse d'oignon haché • 1 gousse d'ail hachée • 1 cuillère à café de sel de mer • ½ cuillère à café de cumin moulu • ¼ cuillère à café de flocons de piment rouge

Directions :
Dans un bol de taille moyenne, utilisez un presse-purée pour écraser les pois chiches jusqu'à ce qu'ils soient en morceaux. Ajouter l'huile d'olive, le jus de citron, l'oignon, l'ail, le sel, le cumin et les flocons de piment rouge et continuer à écraser jusqu'à obtenir une pâte légèrement écrasée. Laissez reposer pendant 30 minutes à température ambiante pour permettre aux saveurs de se développer, puis servez. CONSEIL : Cette recette peut également être réalisée avec des haricots noirs ou blancs. Il se conserve au réfrigérateur pendant environ une semaine.
Nutrition : Calories : 110Kcal Protéines : 3g Glucides : 10g Lipides : 8g

Poires caramélisées au yaourt

Temps de préparation : 15 minutes   Temps de cuisson : 10 minutes   Portions : 4

Ingrédients :
• 1 cuillère à soupe d'huile de noix de coco • 4 poires, pelées, évidées et coupées en quartiers • 2 cuillères à soupe de miel • 1 cuillère à café de cannelle moulue • 1 cuillère à soupe de sel de mer • 2 tasses de yogourt faible en gras • ¼ tasse de pacanes grillées hachées (facultatif)

Directions :
Faites chauffer l'huile dans une grande poêle à feu moyen-élevé. Ajoutez les poires, le miel, la cannelle et le sel, couvrez et faites cuire, en remuant de temps en temps, jusqu'à ce que les fruits soient tendres, 4 à 5 minutes. Découvrir et laisser mijoter la sauce pendant quelques minutes pour qu'elle épaississe. Répartissez le yaourt dans quatre coupes à dessert. Recouvrir des poires chaudes, garnir de noix de pécan (le cas échéant) et servir. CONSEIL : Les poires peuvent être préparées plusieurs jours à l'avance et conservées au réfrigérateur jusqu'au moment de servir. Réchauffez ou dégustez simplement froid. CONSEIL : pour rendre ce plat végétalien, utilisez du sirop d'érable à la place du miel et utilisez un yaourt sans produits laitiers.
Nutrition : Calories : 290Kcal Protéines : 12g Glucides : 41g Graisses : 11g

Caramel d'avocat

Temps de préparation : minutes   Temps de cuisson : minutes   Portions :

Ingrédients :
¼ d'un avocat   1 tasse de yaourt nature, sans graisse   2 cuillères à soupe d'eau

Directions :
Commencez à mixer tous les ingrédients nécessaires au smoothie dans un blender à haute vitesse pendant 2 à 3 minutes ou jusqu'à ce que le mélange soit lisse et crémeux.   Ensuite, transférez le mélange dans un verre de service.   Servez et appréciez.

Nutrition : Calories : Kcal Protéines : g Glucides : g Lipides : g

Clé Limonade
Temps de préparation : 5 minutes   Temps de cuisson : 25 minutes   Nombre de portions : 2

Ingrédients :
• 4 citrons verts, pressés • ½ tasse de mousse d'Irlande • 2/3 tasse de sucre de datte • 4 tasses d'eau de source bouillante

Directions :
Lavez la mousse, placez-la dans un bol de taille moyenne, couvrez-la d'eau froide et laissez-la tremper jusqu'à ce qu'elle devienne molle. Rincez à nouveau la mousse, placez-la dans un bol de taille moyenne et versez de l'eau bouillante dessus. Préparez un bain-marie, placez-y le bol contenant la mousse d'Irlande et faites cuire pendant 20 minutes jusqu'à ce qu'elle fonde. Filtrez le mélange de mousse d'Irlande, versez-le dans une carafe et ajoutez le sucre de dattes et le jus de citron vert, en remuant jusqu'à dissolution. Versez la boisson dans deux verres et servez.

Nutrition : Calories : 99Kcal Protéines : 25g Glucides : 3g Lipides : 0.17g

Boisson musquée épicée au lait de chanvre

Temps de préparation : 10 minutes   Temps de cuisson : 0 minute   Portions : 8

Ingrédients :
• 100 grammes de mousse de mer, lavée • 2 cuillères à soupe de graines de lin • 1 cuillère à café d'extrait de noix de coco, non sucré • ¼ tasse de sirop d'agave • 1 tasse de lait de chanvre non sucré • 6 tasses d'eau de source chauffée

Directions :
Prenez un grand bol, mettez-y la mousse de mer lavée, versez l'eau chauffée et laissez tremper la mousse de mer toute la nuit jusqu'à ce que le mélange épaississe légèrement.   Égouttez l'excès d'eau du bol de mousse de mer, placez-le dans un mixeur, mixez jusqu'à obtenir une texture lisse, conservez dans un bocal et mettez-le au réfrigérateur jusqu'à ce que vous en ayez besoin.   Lorsque vous êtes prêt à préparer la boisson, versez le lait dans un blender, ajoutez l'extrait de noix de coco, le sirop d'agave et 4 cuillères à soupe de mousse de mer, puis mixez jusqu'à obtenir une boisson lisse.   Servez immédiatement.

Nutrition : Calories : 46Kcal Protéines : 7g Glucides : 1g Lipides : 2g

Boisson crémeuse au musc et à la noix de coco

Temps de préparation : 10 minutes   Temps de cuisson : 0 minute   Portions : 8

Ingrédients :
• 50 grammes de mousse de mer, lavée • 2 cuillères à soupe de graines de lin • ¼ tasse de sirop d'agave • 1 cuillère à café d'extrait de noix de coco, non sucré • ¼ tasse de lait concentré aux noix • 1 tasse de lait de graines de chanvre, non sucré • 3 tasses d'eau chauffée

Directions :
Prenez un grand bol, mettez-y la mousse de mer lavée, ajoutez les graines de lin, versez l'eau chauffée et laissez tremper la mousse de mer toute la nuit jusqu'à ce que le mélange épaississe légèrement.   Égouttez l'excès d'eau du bol de mousse de mer, placez-le dans un mixeur, mixez jusqu'à obtenir une texture lisse, conservez dans un bocal et mettez-le au réfrigérateur jusqu'à ce que vous en ayez besoin.   Lorsque vous êtes prêt à préparer la boisson, versez le lait dans un blender, ajoutez l'extrait de noix de coco, le sirop d'agavc et 4 cuillères à soupe de mousse de mer, puis mixez jusqu'à obtenir une boisson lisse.   Servez immédiatement.

Nutrition : Calories : 110Kcal Protéines : 18g Glucides : 1g Lipides : 0.5g

Lait de chanvre au musc marin

Temps de préparation : 10 minutes   Temps de cuisson : 10 minutes   Portions : 4

Ingrédients :
• 1 tasse de gel de mousse de mer • 1/8 cuillère à café de sel de mer • ¼ tasse de sirop d'agave • ¼ cuillère à café de clous de girofle moulus • 6 tasses de lait de chanvre

Directions :
Placez tous les ingrédients dans un blender et mixez jusqu'à obtenir une texture lisse.   Versez le mélange dans une grande casserole, placez-la sur feu moyen et laissez cuire pendant 3 à 5 minutes jusqu'à ce qu'elle soit chaude.   Servez immédiatement.

Nutrition : Calories : 60Kcal Protéines : 0g Glucides : 0g Lipides : 3g

Boisson à la mousse de citrouille

Temps de préparation : 5 minutes   Temps de cuisson : 0 minute   Portions : 3

Ingrédients :
• 2 tasses d'eau de source, refroidie • 2 citrons verts, pressés • ½ cuillère à café de cardamome moulue • 1 tasse de purée de citrouille • ½ cuillère à café de clous de girofle moulus • 2 cuillères à soupe de gel de mousse d'Irlande • ½ cuillère à café de coriandre moulue • 2 cuillères à café de sirop d'agave • 1/8 cuillère à café de poivre de Cayenne

Directions :
Placez tous les ingrédients dans un mixeur dans l'ordre indiqué dans la liste des ingrédients, puis mixez jusqu'à obtenir une texture lisse.   Servez immédiatement.

Nutrition : Calories : 13Kcal Protéines : 2.4g Glucides : 0g Lipides : 0g

Smoothie à la banane et à la mousse de mer

Temps de préparation : 5 minutes   Temps de cuisson : 0 minute   Portions : 4

Ingrédients :
• 2 bananes beurre, congelées • 3 dattes dénoyautées • 1/8 cuillère à café de sel de mer • 3 cuillères à soupe de gel de mousse de mer • ¼ tasse de graines de chanvre • 6 glaçons • 2 tasses d'eau, refroidie

Directions :
Placez tous les ingrédients dans un mixeur dans l'ordre indiqué dans la liste des ingrédients, puis mixez jusqu'à obtenir une texture lisse. Servez immédiatement.

Nutrition : Calories : 312Kcal Protéines : 6g Glucides : 64g Lipides : 6g

Smoothie aux sultanines, framboises et muscs marins

Temps de préparation : 5 minutes   Temps de cuisson : 0 minute   Nombre de portions : 2

Ingrédients :
• 1 ½ tasse de lait de noix non sucré • ½ avocat pelé et dénoyauté • 3 dattes Medjool dénoyautées • 1 petit concombre • 1 cuillère à soupe de graines de lin • 1 ½ tasse de framboises, surgelées • ¼ tasse de gel de mousse de mer • 2 cuillères à soupe de raisins secs • ½ tasse de glace

Directions :
Placez tous les ingrédients dans un mixeur dans l'ordre indiqué dans la liste des ingrédients, puis mixez jusqu'à obtenir une texture lisse. Servez immédiatement.

Nutrition : Calories : 332Kcal Protéines : 7g Glucides : 43g Lipides : 15g

Smoothie au chou et aux graines de lin

Temps de préparation : 5 minutes   Temps de cuisson : 0 minute Nombre de portions : 2

Ingrédients :
• 2 tasses de tisane • 2 tasses de feuilles de chou frais • 1 banane beurre, pelée • 1 pomme verte, coupée en cubes • 2 cuillères à café de mousse de mer d'Irlande • 2 cuillères à café de graines de lin

Directions :
Placez tous les ingrédients dans un mixeur dans l'ordre indiqué dans la liste des ingrédients, puis mixez jusqu'à obtenir une texture lisse. Servez immédiatement.

Nutrition : Calories : 198Kcal Protéines : 6g Glucides : 39g Lipides : 2g

Smoothie à la cerise acide et à la mousse de mer

Temps de préparation : 5 minutes   Temps de cuisson : 0 minute   Nombre de portions : 2

Ingrédients :
• 1 1/2 tasse d'eau • 110 g. de corossol à la mousse de mer tasse de pulpe de corossol, congelée • 1 cuillère à café de jus de citron vert • 2 cuillères à soupe et demie de sirop d'agave

Directions :
Placez tous les ingrédients dans un mixeur dans l'ordre indiqué dans la liste des ingrédients, puis mixez jusqu'à obtenir une texture lisse. Servez immédiatement.

Nutrition : Calories : 205Kcal Protéines : 2g Glucides : 10g Lipides : 18g

Smoothie à la courgette

Temps de préparation : 5 minutes   Temps de cuisson : 0 minute   Nombre de portions : 2

Ingrédients :
• 2 tasses de lait de noix non sucré • 1 kiwi, coupé en cubes • 1 courgette coupée en dés • 1 mangue congelée, coupée en cubes • 2 cuillères à soupe de raisins secs • 2 cuillères à soupe de gel de mousse de mer • 2 cuillères à soupe de graines de chanvre

Directions :
Placez tous les ingrédients dans un mixeur dans l'ordre indiqué dans la liste des ingrédients, puis mixez jusqu'à obtenir une texture lisse. Servez immédiatement.

Nutrition : Calories : 342Kcal Protéines : 12g Glucides : 44g Lipides : 17g

Smoothie aux fraises et à la mousse de mer

Temps de préparation : 5 minutes   Temps de cuisson : 0 minute   Nombre de portions : 2

Ingrédients :
• 1 1/2 tasse d'eau • 1 tasse de fraises surgelées • ½ tasse de noix du Brésil trempées. Drain • 1/3 tasse de gel de mousse de mer • ½ cuillère à café d'extrait de noix de coco, non sucré • 2 cuillères à soupe de sirop de dattes

Directions :
Placez tous les ingrédients dans un mixeur dans l'ordre indiqué dans la liste des ingrédients, puis mixez jusqu'à obtenir une texture lisse. Servez immédiatement.

Nutrition : Calories : 95.6Kcal Protéines : 2g Glucides : 20g Lipides : 1.4g

Smoothie framboise et navet

Temps de préparation : 5 minutes   Temps de cuisson : 0 minute   Nombre de portions : 2

Ingrédients :
• 1 1/2 tasse d'eau de coco à la gélatine molle • 1 tasse de framboises surgelées • 2 cuillères à soupe de baies de goji • 1 banane au beurre congelée • 1 cuillère à café de poudre de noix de coco • ½ tasse de feuilles de navet • 1 cuillère à soupe de noix • 1 cuillère à soupe de graines de lin

Directions :
Placez tous les ingrédients dans un mixeur dans l'ordre indiqué dans la liste des ingrédients, puis mixez jusqu'à obtenir une texture lisse. Servez immédiatement.

Nutrition : Calories : 160Kcal Protéines : 2g Glucides : 24g Lipides : 5g

Smoothie à la banane et aux noix

Temps de préparation : 5 minutes   Temps de cuisson : 0 minute Nombre de portions : 2

Ingrédients :
• 4 tasses de lait de graines de chanvre non sucré • 1 banane au beurre congelée • 14 grammes. de gel de mousse de mer • 4 dattes Medjool dénoyautées • 4 cuillères à soupe de noix • 1/8 cuillère à café de sel de mer • 1 cuillère à soupe d'extrait de noix de coco, non sucré • 1 cuillère à soupe d'huile de noix de coco

Directions :
Placez tous les ingrédients dans un mixeur dans l'ordre indiqué dans la liste des ingrédients, puis mixez jusqu'à obtenir une texture lisse. Servez immédiatement.

Nutrition : Calories : 367Kcal Protéines : 7g Glucides : 78g Lipides : 3g

Smoothie à la mousse de mer

Temps de préparation : 5 minutes   Temps de cuisson : 0 minute   Nombre de portions : 2

Ingrédients :

3 litres d'eau de source   110 g de mousse de mousse de de mer 1 tasse d'eau source froide
2 cuillères à soupe de graines de lin ¼ tasse de verre d'isinglass 1 cuillère à café d'extrait
de noix de coco, non sucré

Directions :

Placez tous les ingrédients dans un mixeur dans l'ordre indiqué dans la liste des
ingrédients, puis mixez jusqu'à obtenir une texture lisse. Servez immédiatement.

Nutrition : Calories : 200Kcal Protéines : 12g Glucides : 35g Lipides : 2g

Smoothie aux fruits

Temps de préparation : 5 minutes Temps de cuisson : 0 minute Nombre de portions : 2

Ingrédients :

• 3 litres d'eau de source • 110 g. de mousse de mer • 1 tasse d'eau de source réfrigérée • 2
cuillères à soupe de graines de lin • ¼ tasse de verre d'ichtyocolle • 1 cuillère à café
d'extrait de noix de coco, non sucré

Directions :

Placez tous les ingrédients dans un mixeur dans l'ordre indiqué dans la liste des
ingrédients, puis mixez jusqu'à obtenir une texture lisse. Servez immédiatement.

Nutrition : Calories : 314Kcal Protéines : 6g Glucides : 64g Lipides : 6g

Smoothie à la mousse de mer verte et au chou frisé

Temps de préparation : 5 minutes   Temps de cuisson : 0 minute   Nombre de portions : 2

Ingrédients :
2 tasses de lait de coco mou non sucré 3 cuillères à soupe de gel de mousse de mer 2 bananes beurre congelées 1 pomme moyenne en dés 1 tasse de feuilles de kale

Directions :
Placez tous les ingrédients dans un mixeur dans l'ordre indiqué dans la liste des ingrédients, puis mixez jusqu'à obtenir une texture lisse. Servez immédiatement.

Nutrition : Calories : 144.6Kcal Protéines : 31.1g Glucides : 4.8g Lipides : 1.7g

Smoothie vert aux framboises

Temps de préparation : 5 minutes   Temps de cuisson : 0 minute   Nombre de portions : 2

Ingrédients :
• 2 tasses de lait de coco doux non sucré • 3 cuillères à soupe de gel de mousse de mer • 2 bananes au beurre surgelées • 1 pomme moyenne, coupée en dés • 1 taxe de feuilles de chou noir

Directions :
Placez tous les ingrédients dans un mixeur dans l'ordre indiqué dans la liste des ingrédients, puis mixez jusqu'à obtenir une texture lisse. Servez immédiatement.

Nutrition : Calories : 182Kcal Protéines : 47g Glucides : 7g Lipides : 2.4g

Smoothie vert pauvre en graisses

Temps de préparation : 5 minutes   Temps de cuisson : 0 minute   Nombre de portions : 2

Ingrédients :

• 1 ½ tasse d'eau douce de noix de coco • 2 poires, coupées en dés • 2 petits concombres • ¼ de tasse de gel de mousse de mer • 1 ½ tasse de raisins

Directions :

Placez tous les ingrédients dans un mixeur dans l'ordre indiqué dans la liste des ingrédients, puis mixez jusqu'à obtenir une texture lisse. Servez immédiatement.

Nutrition : Calories : 455Kcal Protéines : 63g Glucides : 9g Lipides : 17g

Smoothie à l'avocat

Temps de préparation : 5 minutes   Temps de cuisson : 0 minute   Nombre de portions : 2

Ingrédients :

• ¼ tasse d'eau de coco gélatine molle • 1 orange de Séville, pelée • ½ tasse de mangue congelée coupée en dés • ½ tasse de pêche • ½ tasse de framboises • ¼ tasse de gel de mousse de mer • 1 tasse de fraises surgelées • 1 pomme moyenne, évidée et coupée en dés • 2 dattes Medjool dénoyautées • 1 petite banane, pelée • 2 cuillères à soupe de graines de chanvre

Directions :

Placez tous les ingrédients dans un mixeur dans l'ordre indiqué dans la liste des ingrédients, puis mixez jusqu'à obtenir une texture lisse. Servez immédiatement.

Nutrition : Calories : 370Kcal Protéines : 8g Glucides : 44g Lipides : 21g

Smoothie à la pastèque

Temps de préparation : 5 minutes   Temps de cuisson : 0 minute   Nombre de portions : 2

Ingrédients :

• 1 tasse de lait de noix non sucré • 3 tasses de pastèque hachée • 2 cuillères à soupe de raisins secs • 3 cuillères à soupe de feuilles de basilic • 2 dattes Medjool dénoyautées

Directions :

Placez tous les ingrédients dans un mixeur dans l'ordre indiqué dans la liste des ingrédients, puis mixez jusqu'à obtenir une texture lisse. Servez immédiatement.

Nutrition : Calories : 227Kcal Protéines : 44g Glucides : 1.8g Lipides : 8.6g

Smoothie matinal détoxifiant

Temps de préparation : 5 minutes   Temps de cuisson : 0 minute   Nombre de portions : 2

Ingrédients :

• 1 tasse de myrtilles surgelées • 1 cuillère à café de Maca • 1 tasse de feuilles de chou frisé •
¼ tasse de gel de mousse de mer • 1 tasse de feuilles de laitue • 1 cuillère à soupe de poudre
de Moringa • 1 cuillère à soupe de graines de lin

Directions :

Placez tous les ingrédients dans un mixeur dans l'ordre indiqué dans la liste des
ingrédients, puis mixez jusqu'à obtenir une texture lisse. Servez immédiatement.

Nutrition : Calories : 156Kcal Protéines : 3g Glucides : 30g Lipides : 4g

Smoothie tropical à la papaye

Temps de préparation : 5 minutes   Temps de cuisson : 0 minute   Nombre de portions : 2

Ingrédients :

• 1 tasse de lait de coco gélifié doux et non sucré • ½ grosse papaye, coupée en cubes • 2
dattes Medjool dénoyautées • 1 1/2 tasse de mangue surgelée • 3 cuillères à soupe de noix
de coco molle râpée

Directions :

Placez tous les ingrédients dans un mixeur dans l'ordre indiqué dans la liste des
ingrédients, puis mixez jusqu'à obtenir une texture lisse. Servez immédiatement.

Nutrition : Calories : 191Kcal Protéines : 12g Glucides : 31g Lipides : 3.2g

Smoothie relaxant

Temps de préparation : 5 minutes   Temps de cuisson : 0 minute   Nombre de portions : 2

Ingrédients :

• 2 tasses de lait de chanvre • ½ tasse de fraises • ½ tasse de myrtilles • ¼ tasse de mousse
de mer • 1 tasse de pêches en dés • 2 dattes Medjool dénoyautées

Directions :

Placez tous les ingrédients dans un mixeur dans l'ordre indiqué dans la liste des
ingrédients, puis mixez jusqu'à obtenir une texture lisse. Servez immédiatement.

Nutrition : Calories : 360Kcal Protéines : 11g Glucides : 75g Lipides : 6g

Smoothie purifiant

Temps de préparation : 5 minutes   Temps de cuisson : 0 minute   Nombre de portions : 2

Ingrédients :
• 2 tasses de lait de noix non sucré • 4 oranges, pelées • ½ cuillère à café de poivre de Cayenne • 2 tasses de mangue congelée • 4 cuillères à soupe d'huile d'avocat

Directions :
Placez tous les ingrédients dans un mixeur dans l'ordre indiqué dans la liste des ingrédients, puis mixez jusqu'à obtenir une texture lisse. Servez immédiatement.

Nutrition : Calories : 330Kcal Protéines : 10g Glucides : 66g Lipides : 6g

Frappe au caramel végétalien

Temps de préparation : 5 minutes   Temps de cuisson : 0 minute   Portions : 4

Ingrédients :
• ½ cuillère à café de poudre de lucuma • 4 cuillères à soupe de sirop d'agave • 1/8 tasse de beurre de noix de coco, fondu • 4 tasses de thé de bardane • 2 cuillères à soupe de pâte de mousse de mer d'Irlande • 2 cuillères à soupe d'extrait de noix de coco, non sucré • 1 cuillère à soupe d'huile de noix de coco

Directions :
Placez tous les ingrédients dans un robot culinaire et mixez-les jusqu'à obtenir une texture lisse et crémeuse.   Répartissez le frappa de manière égale dans 4 verres et servez.

Nutrition : Calories : 226Kcal Protéines : 3,8g Glucides : 40g Lipides : 6g

Thé détoxifiant au curcuma et au vinaigre de cidre de pomme

Temps de préparation : 5 minutes   Temps de cuisson : 5 minutes   Nombre de portions : 2

Ingrédients :
½ cuillère à café de poudre de cure curcuma moulue 2 sachets de thé vert 2 tasses d'eau chaude 2 cuillères à soupe de miel 2 cuillères à soupe de vinaigre de c c Tranches de citron pour la garniture

Directions :
Ajoutez les sachets de thé dans les verres. Versez-y l'eau bouillante. Mettez de côté pendant 5 minutes. Ajoutez des portions égales de poudre de curcuma dans les deux verres. Versez une cuillère à café de miel et de vinaigre de cidre de pomme dans chaque verre. Mélangez bien le tout. Garnir de tranches de citron.

Nutrition : Calories : 94Kcal Protéines : 1g Glucides : 18g Lipides : 2g

Cocktail au citron

Temps de préparation : 5 minutes   Temps de cuisson : 2 minutes   Portions : 1

Ingrédients :
½ cuillère à café de poudre de curcuma, moulue 2 sachets de thé vert 2 tasses d'eau chaude 2 cuillères à soupe de miel 2 cuillères à soupe de vinaigre de cidre de pomme Quartiers de citron, pour la garniture

Directions :
1. Conservez la stévia dans un plat. 2. Mouillez le bord d'un verre avec de l'eau ou un demi-citron. 3. Maintenant, trempez le bord du verre dans le stevia. Couvrez tout le bord. 4. Secouez le sirop, le jus de citron et les glaçons pendant 15 secondes. 5. Passez le mélange dans le verre. 6. Couvrir d'eau gazeuse. 7. Il peut être garni de zestes de citron.

Nutrition : Calories : 101Kcal Glucides : 23g Graisses : 1g

Jus de céleri

Temps de préparation : 2 minutes   Temps de cuisson : 5 minutes   Portions : 1

Ingrédients :
• 1 kg de céleri biologique • 1 tasse d'eau
Directions :
Lavez et rincez le céleri à l'eau froide. Pelez et coupez les parties brunes et les feuilles.
Coupez en petits morceaux. Placez le céleri dans un mixeur. Mixez en mode smoothie.
Utilisez une passoire pour filtrer la pulpe.

Nutrition : Calories : 109Kcal Protéines : 5g Glucides : 20g Lipides : 1g

Thé vert à la fraise

Temps de préparation : 5 minutes   Temps de cuisson : 5 minutes   Portions : 6

Ingrédients :
• 4 sachets de thé vert • ½ tasse de perles de tapioca noires • 4 tasses d'eau • ¼ de litre de
fraises, coupées en tranches • ½ tasse de miel • 2 tasses de glace
Directions :
Préparer les perles de tapioca. Gardez-les immergés dans l'eau. Préparez le thé dans une
carafe. Ajoutez l'eau chaude aux sachets de thé. Ajoutez maintenant le miel. Remuez bien.
Conserver au réfrigérateur pendant une heure. Retirer et ajouter les glaçons et la fraise.
Remuez bien.
Nutrition : Calories : 140Kcal Glucides : 35g Sucre 24g Sodium 10mg

Limonade à la framboise

Temps de préparation : 5 minutes   Temps de cuisson : 5 minutes   Portions : 6

Ingrédients :
• 6 tasses d'eau de coco • 150 g. de framboises • 5 cuillères à soupe de nectar d'agave
• 5 cuillères à soupe de jus de citron • 2 tasses de glace • Des quartiers de citron pour la
garniture
Directions :
Rincez et égouttez les framboises. Mettez-les dans un mixeur. Réduire en purée. Mélangez
l'eau de coco, les framboises, l'agave et le jus de citron dans une carafe. Remuez bien.
Ajoutez de la glace dans la carafe. Versez la limonade aux framboises dans des verres.
Utilisez les quartiers de citron comme garniture.
Nutrition : Calories : 759Kcal Sucre : 19g Glucides : 26g Lipides :71g

Assaisonnement au curcuma et au tahini

Temps de préparation : 10 minutes   Temps de cuisson : 3 minutes   Portions : 8

Ingrédients :
• ¼ tasse de jus de citron • ¼ tasse de tahini • 1 cuillère à soupe d'huile d'olive extra vierge • 2 cuillères à soupe d'eau • ½ cuillère à soupe de sirop d'érable • 1 cuillère à soupe de levure alimentaire • ¼ cuillère à café de curcuma, moulu • 1/8 cuillère à café de poivre de Cayenne • ¼ cuillère à café de poivre et de sel de mer

Directions :
Ajoutez tout dans un bol. Fouettez ensemble pour rendre le tout homogène. Si la sauce est trop épaisse, ajoutez un peu d'eau.

Nutrition : Calories : 87Kcal Protéines : 2g Glucides : 4g Lipides : 7g

Sauce salade anti-inflammatoire

Temps de préparation : 10 minutes   Temps de cuisson : 3 minutes   Portions : 4 :

Ingrédients :
• 1 cuillère à soupe de graines de chia • ¼ tasse de cerises crues • 1 cuillère à soupe de vinaigre de cidre de pomme • 2/3 tasse de lait de cajou sans produits laitiers • ½ cuillère à café de curcuma, moulu • ½ cuillère à café de gingembre, haché • 1 cuillère à soupe de miel brut • 1/8 cuillère à café de poudre de moutarde • ½ cuillère à café de curry en poudre • 1/8 cuillère à café de poivre noir et de sel

Directions :
Placez les graines de chia et le lait dans un robot culinaire. Broyez et mélangez. Placez ce mélange dans le mixeur. Ajoutez plus de lait de cajou. Mélangez pendant une minute. Ajoutez maintenant le vinaigre, le miel, le gingembre, le curcuma, le curry, le poivre, le sel et la moutarde. Réduire en purée pendant une minute. Rectifier l'assaisonnement si nécessaire. Réfrigérer pendant une demi-heure. Mélangez ou fouettez avant de verser sur la salade.

Nutrition : Calories : Kcal Protéines : g Glucides : g Lipides : g

Vinaigrette au gingembre et au curcuma

Temps de préparation : 5 minutes Temps de cuisson : 5 minutes   Portions : 10 :

Ingrédients :
• 2 cuillères à café de gingembre, pelé • 200ml. de jus de citron • 2 cuillères à café de curcuma, moulu • 1 gousse d'ail • 3 cuillères à soupe d'huile d'olive extra vierge • 1 cuillère à café de miel • 1 cuillère à soupe de vinaigre de cidre de pomme • Poivre noir et sel de l'Himalaya au goût

Directions :
Gardez tous les ingrédients dans le mixeur. Remuez pour bien mélanger le tout. Rectifiez l'assaisonnement si nécessaire. Verser sur des légumes rôtis ou une salade.

Nutrition : Calories : 61Kcal Protéines : 1g Glucides : 3g Lipides : 7g

Sorbet au citron vert

Temps de préparation : 10 minutes   Temps de cuisson : 0 minute   Portions : 4

Ingrédients :
• 1 tasse d'eau • ½ tasse de sucre de coco • 1 tasse de jus de citron vert, plus le zeste râpé de ½ citron vert

Directions :
1. Remplir un bol moyen d'eau glacée. Dans une petite casserole, mélangez 1 verre d'eau et le sucre. Faites chauffer à feu doux jusqu'à ce que le sucre soit dissous. Retirez le sirop simple du feu, placez la casserole dans le bain d'eau glacée et remuez pour le refroidir rapidement. Vous pouvez également conserver le sirop au réfrigérateur jusqu'à ce qu'il refroidisse, soit environ 3 heures. (Conserver dans un récipient hermétique au réfrigérateur jusqu'à 2 semaines). 2. Dans un bol de taille moyenne, combinez le jus de citron vert avec 1 tasse de sirop simple. Ajoutez le zeste de citron vert. Faites congeler le sorbet dans une sorbetière en suivant les instructions du fabricant. Transférez la crème glacée dans un récipient allant au congélateur et placez-la au congélateur pendant 3 heures pour qu'elle se solidifie, ou conservez-la jusqu'à 2 semaines.

Nutrition : Calories : 68 lipides : 0g protéines : 0g glucides : 18g fibres : 0g sucre : 15g sodium : 3mg

Biscuits à la confiture de fraises

Temps de préparation : 15 minutes   Temps de cuisson : 15 minutes   Portions : 6

Ingrédients :

• ¼ d'un avocat   • 1 tasse de yaourt nature, sans graisse   • 2 cuillères à soupe d'eau

Directions :

1. Préchauffez le four à 180º. 2. Recouvrez une plaque à pâtisserie de papier sulfurisé. 3. Dans un mélangeur, un robot culinaire ou un moulin à épices, traitez les graines de tournesol jusqu'à ce qu'elles soient réduites en farine. Transférer dans un grand bol. 4. Ajoutez l'huile de coco, en l'écrasant avec une cuillère dans la farine de tournesol comme si vous émiettez du beurre dans la farine. Ajoutez le sirop d'érable. Mélangez bien. 5. À l'aide d'une cuillère à soupe, étalez la pâte sur la feuille préparée, de manière à obtenir 12 biscuits. Pressez doucement les biscuits avec le dos d'une cuillère humide pour les aplatir. 6. Avec votre pouce, faites des entailles au centre de chaque biscuit. Remplissez chaque dépression de 2 cuillères à café de confiture de fraises.
7. Placez le plat dans le four préchauffé et faites cuire pendant 12-14 minutes. 8. Laissez refroidir avant de manger.

Nutrition : Calories : 392 Lipides : 19g Protéines : 4g Glucides : 54g Fibres : 2g Sucre : 12g Sodium : 3mg

Glace à la cerise

Temps de préparation : 10 minutes   Temps de cuisson : 0 minute   Portions : 4-6

Ingrédients :

• 1 paquet de 280 g de cerises surgelées sans sucre ajouté • 3 tasses de lait d'amande non sucré • 1 cuillère à café d'extrait de vanille • ½ cuillère à café d'extrait d'amande

Directions :

1. Dans un mélangeur ou un robot culinaire, combinez les cerises, le lait d'amande, l'extrait de vanille et l'extrait d'amande. Passez au robot jusqu'à ce que le mélange soit presque lisse ; quelques morceaux de cerises sont acceptables. 2. Versez le mélange dans un récipient avec un couvercle hermétique. Congeler complètement avant de servir.

Nutrition : Calories : 82 lipides : 2g protéines : 1g glucides : 14g fibres : 2g sucre : 12g sodium : 121mg

Compote de pommes au miel et à la cannelle

Temps de préparation : 15 minutes   Temps de cuisson : 10 minutes   Portions : 4

Ingrédients :
• 1 paquet de 280 g de cerises surgelées sans sucre ajouté • 3 tasses de lait d'amande non sucré • 1 cuillère à café d'extrait de vanille • ½ cuillère à café d'extrait d'amande

Directions :
1. Dans une grande casserole à feu moyen-élevé, mélanger les pommes, le jus de pomme, le miel, la cannelle et le sel. Faites cuire à feu doux pendant environ 10 minutes, en remuant de temps en temps, jusqu'à ce que les pommes soient encore assez épaisses mais aussi tendres.

Nutrition : Calories : 247 lipides : 1g protéines : 1g glucides : 66g fibres : 9g sucre : 44g sodium : 63mg

Tranches d'ananas avec de la cannelle

Temps de préparation : 12 minutes   Temps de cuisson : 10 minutes   Portions : 8

Ingrédients :
• 6 pommes, pelées, évidées et coupées en petits morceaux • ¼ tasse de jus de pomme • ¼ tasse de miel • 1 cuillère à café de cannelle moulue • Pincée de sel de mer

Directions :
Placez une poêle en fonte adaptée sur feu moyen. Ajoutez l'huile et le sucre et faites cuire jusqu'à ce que l'huile de coco soit complètement dissoute, en remuant de temps en temps. Ajoutez les tranches d'ananas en 2 lots et faites-les cuire pendant 1 à 2 minutes. Tournez délicatement le côté et faites cuire pendant 1 minute. Faites cuire pendant encore 1 minute. Répétez l'opération avec les autres tranches. Saupoudrer de cannelle et servir.

Nutrition : Calories : 112Kcal Protéines : 0.3g Glucides : 14.2g Lipides : 6.9g

Pêches grillées crémeuses

Temps de préparation : 10 minutes   Temps de cuisson : 20 minutes   Portions : 6

Ingrédients :
 6 pommes, pelées, évidées et coupées en petits morceaux • ¼ tasse de jus de pomme • ¼ tasse de miel • 1 cuillère à café de cannelle moulue • Pincée de sel de mer

Directions :
Préchauffez le gril à feu moyen-doux. Graissez la grille du gril. Disposez les tranches de pêches sur le gril, côté coupé vers le bas. Griller de 3 à 5 minutes par côté ou jusqu'au degré de cuisson désiré. Pendant ce temps, dans un bol adapté, ajoutez la crème de coco et les extraits de vanille et battez jusqu'à ce que le mélange soit lisse. Étendre la crème fouettée sur chaque moitié de pêche. Recouvrir de noix et saupoudrer de cannelle. Servez immédiatement.

Nutrition : Calories : 111Kcal Protéines : 2,4g Glucides : 9g Lipides : 8g

Pommes épicées cuites au four

Temps de préparation : 10 minutes   Temps de cuisson : 28 minutes   Portions : 4

Ingrédients :
• ¼ tasse d'huile de noix de coco ramollie • 4 cuillères à café de cannelle moulue • 1/8 cuillère à café de gingembre moulu • 1/8 cuillère à café de noix de muscade moulue

Directions :
Préchauffez le four à 180°. Placez les pommes sur une plaque de cuisson. Versez 1 cuillère à soupe d'huile de noix de coco dans chaque trognon de pomme. Ajouter la cannelle, le gingembre et la noix de muscade. Faites cuire au four pendant 12 à 18 minutes. Servez chaud.

Nutrition : Calories : 240Kcal Protéines : 0.7g Glucides : 32.7g Lipides : 14g

Granité au citron et aux fraises

Temps de préparation : 15 minutes   Temps de cuisson : 0 minute   Portions : 4

Ingrédients :
• 340 grammes de fraises fraîches, pelées • 1 pamplemousse pelé, épépiné et coupé en tronçons • 2 oranges, pelées, épépinées et coupées en morceaux • ¼ de citron • ¼ tasse de miel brut

Directions :
Ajoutez le pamplemousse, les fraises, les oranges et le citron dans l'extracteur de jus et traitez-les selon les instructions de l'appareil. Dans une casserole adaptée, ajoutez 1½ tasse de jus et le miel, puis faites cuire à feu moyen pendant 5 minutes, en remuant de temps en temps. Retirez le mélange fraises-miel du feu et incorporez le jus restant. Mettez de côté pour refroidir pendant 30 minutes. Transférez le mélange de jus dans un plat de cuisson en verre de 20x20 cm. Congeler pendant 4 heures, en grattant toutes les 30 minutes.

Nutrition : Calories : 146Kcal Protéines : 1,7g Glucides : 37,7g Lipides : 0,4g

Glace au potiron et à la cannelle

Temps de préparation : 15 minutes   Temps de cuisson : 0 minute   Portions : 6

Ingrédients :
• 1 pot de purée de potiron sans sucre (420 g.) • ½ tasse de dattes, dénoyautées et hachées • 2 boîtes de lait de coco non sucré (400 g.) • ½ cuillère à café d'extrait de vanille • 1½ cuillère à café d'épices pour tarte à la citrouille • ½ cuillère à café de cannelle moulue • Une pincée de sel

Directions :
Ajoutez tous les ingrédients de la crème glacée au potiron dans un mélangeur à haute vitesse. Transférez le mélange de crème glacée dans un récipient hermétique et congelez pendant 1 à 2 heures. Transférez ensuite le tout dans une sorbetière et faites-la fonctionner selon les instructions du fabricant. Placez la crème glacée dans le récipient hermétique et congelez pendant 1 à 2 heures avant de servir.

Nutrition : Calories : 378Kcal Protéines : 4.1g Glucides : 26g Lipides : 31g

Salade d'épinards et de noix avec vinaigrette à la framboise

Temps de préparation : 10 minutes   Temps de cuisson : 0 minute   Portions : 4

Ingrédients :
• 4 tasses d'épinards frais • ¼ tasse de noix hachées • ¼ tasse de vinaigrette aux framboises

Directions :
Dans un bol de taille moyenne, combinez les épinards et les noix. Incorporer la vinaigrette et servir immédiatement. Conseil de substitution : remplacez les épinards par du chou frisé et les noix par ¼ de tasse de graines de grenade. Pour une variante super savoureuse, utilisez une vinaigrette.

Nutrition : Calories : 501Kcal Protéines : 11g Glucides : 9g Lipides : 50g

Pâté de saumon à l'aneth

Temps de préparation : 10 minutes   Temps de cuisson : 0 minute   Portions : 4

Ingrédients :
• 6 onces de saumon cuit, sans arêtes ni peau • ¼ tasse de crème épaisse (pour fouetter) • 1 cuillère à soupe d'aneth frais haché ou 1½ cuillère à café d'aneth séché • Le zeste d'un citron • ½ cuillère à café de sel de mer

Directions :
Dans un mixeur ou un robot culinaire (ou dans un grand bol à l'aide d'un batteur), mélangez le saumon, la crème double, l'aneth, le zeste de citron et le sel. Mélangez jusqu'à ce que le mélange soit homogène.

Nutrition : Calories : 197Kcal Protéines : 25g Glucides : 1g Lipides : 11g

Houmous à l'ail et aux pois chiches

Temps de préparation : 5 minutes Temps de cuisson : 0 minute   Portions : 6

Ingrédients :
• 3 gousses d'ail, hachées • 2 cuillères à soupe d'huile d'olive extra vierge (plus un supplément pour la garniture, si désiré) • 2 cuillères à soupe de tahini • 1 boîte de pois chiches (400 g.), égouttés • Jus de 1 citron • ½ cuillère à café de sel de mer • Paprika, pour garnir (facultatif)

Directions :
Dans un mélangeur ou un robot culinaire, combinez l'ail, l'huile d'olive, le tahini, les pois chiches, le jus de citron et le sel. Mélangez jusqu'à ce que le mélange soit homogène. Garnissez comme vous le souhaitez.

Nutrition : Calories : 178Kcal Protéines : 7g Glucides : 19g Lipides : 9g

Pommes et gingembre sautés

Temps de préparation : 10 minutes   Temps de cuisson : 10 minutes   Portions : 4

Ingrédients :
• 2 cuillères à soupe d'huile de noix de coco • 3 pommes, pelées, évidées et tranchées • 1 cuillère à soupe de gingembre frais râpé • 1 cuillère à café de cannelle moulue • 1 sachet de stévia • Pincée de sel de mer

Directions :
Dans une grande poêle antiadhésive à feu moyen-élevé, faites chauffer l'huile de coco jusqu'à ce qu'elle soit chatoyante. Ajoutez les pommes, le gingembre, la cannelle, le stevia et le sel. Faites cuire pendant 7 à 10 minutes, en remuant de temps en temps, jusqu'à ce que les pommes soient tendres.

Nutrition : Calories : 152Kcal Protéines : 1g Glucides : 24g Lipides : 7g

Patates douces au romarin et à l'ail

Temps de préparation : 10 minutes   Temps de cuisson : 15 minutes   Portions : 4

Ingrédients :
• 2 cuillères à soupe d'huile d'olive extra vierge • 2 patates douces (avec la pelure), coupées en cubes de 1 cm. • 1 cuillère à soupe de feuilles de romarin frais hachées • ½ cuillère à café de sel de mer • 3 gousses d'ail, hachées • ¼ cuillère à café de poivre noir fraîchement moulu
Directions :
Dans une grande poêle antiadhésive à feu moyen-élevé, faites chauffer l'huile d'olive jusqu'à ce qu'elle scintille. Ajoutez les patates douces, le romarin et le sel. Faites cuire pendant 10 à 15 minutes, en remuant de temps en temps, jusqu'à ce que les patates douces commencent à brunir. Ajoutez l'ail et le poivre. Faites cuire pendant 30 secondes, en remuant continuellement.
 Nutrition : Calories : 199Kcal Protéines : 2g Glucides : 33g Lipides : 7g

Riz brun aux poivrons

Temps de préparation : 10 minutes   Temps de cuisson : 10 minutes   Portions : 4

Ingrédients :
• 2 cuillères à soupe d'huile d'olive extra vierge • 1 poivron rouge, haché • 1 poivron vert, coupé en morceaux • 1 oignon, haché • 2 tasses de riz brun cuit • 2 cuillères à soupe de sauce soja à faible teneur en sodium

Directions :
Dans une grande poêle antiadhésive à feu moyen-élevé, faites chauffer l'huile d'olive jusqu'à ce qu'elle scintille. Faites cuire les poivrons rouges et verts et l'oignon. Faites cuire pendant environ 7 minutes, en remuant fréquemment, jusqu'à ce que les légumes commencent à brunir. Ajoutez le riz et la sauce soja. Faites cuire pendant environ trois minutes, en remuant continuellement, avant que le riz ne devienne chaud.

Nutrition : Calories : 266Kcal Protéines : 5g Glucides : 44g Lipides : 8g

Plongée ranch à l'ail

Temps de préparation : 10 minutes   Temps de cuisson : 0 minute   Portions : 4

Ingrédients :

• ¼ tasse de mayonnaise anti-inflammatoire • ¼ tasse de babeurre • 3 gousses d'ail, hachées • 1 cuillère à soupe de ciboulette fraîche hachée • 1 cuillère à soupe d'aneth frais haché • ½ cuillère à café de sel de mer • ¼ cuillère à café de poivre noir fraîchement moulu

Directions :

Dans un petit bol, mélanger la mayonnaise, le babeurre, l'ail, la ciboulette, l'aneth, le sel et le poivre.

Nutrition : Calories : 69Kcal Protéines : 1g Glucides : 6g Lipides : 5g

Guacamole

Temps de préparation : 10 minutes   Temps de cuisson : 0 minute   Portions : 4

Ingrédients :

• 2 avocats, pelés, dénoyautés et coupés en dés • ½ oignon rouge, haché • 2 gousses d'ail finement hachées • Jus de 1 citron vert • 2 cuillères à soupe de feuilles de coriandre fraîche hachées • ½ cuillère à café de sel de mer

Directions :

Dans un bol moyen, combinez l'avocat, l'oignon rouge, l'ail, le jus de citron vert, la coriandre et le sel. Écraser légèrement avec une fourchette pour tout combiner.

Nutrition : Calories : 215Kcal Protéines : 2g Glucides : 11g Lipides : 20g

Mélange de myrtilles et de noix

Temps de préparation : 5 minutes   Temps de cuisson : 5 minutes   Portions : 4

Ingrédients :

• 1 cuillère à soupe d'huile d'olive extra vierge • 1 tasse d'amandes • Pincée de sel • ½ cuillère à café de poudre d'épices chinoises • ½ tasse de myrtilles séchées

Directions :

Dans une grande poêle antiadhésive à feu moyen-élevé, faites chauffer l'huile d'olive jusqu'à ce qu'elle scintille. Ajoutez les amandes, le sel et l'épice chinoise et faites cuire pendant 2 minutes, en remuant continuellement. Retirez du feu et laissez refroidir. Incorporer les myrtilles.

Nutrition : Calories : 179Kcal Protéines : 5g Glucides : 8g Lipides : 16g

Biscuits au gingembre

Temps de préparation : 15 minutes   Temps de cuisson : 30 minutes   Portions : 32

Ingrédients :
• 2/3 tasse de mélasse • 1/3 tasse de substitut de beurre • ¼ tasse de jus de pomme • 1 cuillère à café de vanille • 2 blancs d'œufs • 4 tasses de farine de riz • ½ tasse de stévia • 2 cuillères à soupe de gingembre en poudre • 1 cuillère à café de cannelle • 1/3 cuillère à café de clous de girofle moulus • ¼ cuillère à café de piment de la Jamaïque • ½ cuillère à café de sel • 1 cuillère à café de bicarbonate de soude • ½ cuillère à café de levure chimique • 1/8 cuillère à café de zeste d'orange râpé

Directions :
Commencez par préchauffer le four à 180°. Dans un grand bol, versez la mélasse, le substitut de beurre, le jus de pomme et la vanille dans un grand bol. Remuez bien. Dans un autre bol, ajoutez les blancs d'œufs et battez-les pendant trois minutes. Versez-le mélange de blancs d'œufs dans le mélange de mélasse. Mélangez bien. Dans un autre grand bol, mélangez les ingrédients secs : écorce d'orange, farine de riz, stevia, gingembre en poudre, cannelle, clou de girofle en poudre, piment de la Jamaïque, sel, bicarbonate de soude et levure chimique. Ajoutez les ingrédients secs aux ingrédients humides et mélangez bien. La pâte doit être raide et ferme. Étalez la pâte avec un rouleau à pâtisserie et découpez les biscuits avec un emporte-pièce. Placez les biscuits sur la plaque de cuisson préparée et huilée et faites-les cuire pendant environ douze minutes. Les biscuits doivent être dorés. Laissez-les refroidir avant de déguster ce dessert anti-inflammatoire.

Nutrition : Calories : 96Kcal Protéines : 1g Glucides : 19g Lipides : 1.8g

Smoothie aux amandes, à l'ananas et à la noix de coco

Temps de préparation : 5 minutes   Temps de cuisson : 0 minute   Nombre de portions : 2

Ingrédients :
• ¼ tasse d'amandes • 1 tasse d'ananas en tranches • ½ tasse de glace pilée • ½ cuillère à café de sirop d'érable • ¼ tasse de lait de coco • ½ tasse de jus d'ananas

Directions :
Placez ½ tasse d'amandes dans le blender et mixez brièvement. Ajoutez ensuite tous les autres ingrédients. Mixez le tout jusqu'à ce que le smoothie soit lisse. Profitez des graisses monoinsaturées et de la vitamine E contenues dans les amandes.

Nutrition : Calories : 96Kcal Protéines : 2g Glucides : 11g Lipides : 5g

Dessert glacé au cacao et à la banane, riche en potassium

Temps de préparation : 5 minutes   Temps de cuisson : 0 minute   Portions : 6

Ingrédients :
• 4 bananes • 2 cuillères à soupe de cacao en poudre non sucré • 1 cuillère à café de vanille •
2 cuillères à soupe de sirop d'érable

Directions :
Épluchez les bananes et mettez-les dans un robot culinaire avec la poudre de cacao. Ajoutez
ensuite la vanille et le sirop d'érable. Mixez le mélange jusqu'à ce qu'il soit lisse. Mettez
ensuite le mélange dans de petits bols individuels. Mettez le mélange au congélateur
jusqu'à ce qu'il soit congelé avant de le servir. Savourez ce dessert riche en magnésium et
en potassium lors des chaudes journées d'été.

Nutrition : Calories : 118Kcal Protéines : 1g Glucides : 30g Lipides : 1g

Pâté de noix et d'aubergines

Temps de préparation : 10 minutes   Temps de cuisson : 40 minutes   Portions : 8

Ingrédients :
• 1 aubergine • 1 tasse de morceaux de noix • 2 cuillères à soupe de racine de gingembre
pelée et hachée • 2 gousses d'ail écrasées 1 cuillère à soupe d'huile d'olive • 1/8 de piment
de la Jamaïque moulu • sel et poivre au goût

Directions :
Commencez par préchauffer le four à 220°. Percez les aubergines avec une fourchette à
plusieurs endroits et mettez-les au four pendant quarante-cinq minutes. Pendant que vous
laissez cuire les aubergines, placez les noix dans un robot culinaire et hachez-les avant
qu'elles ne deviennent fines. Retirez les aubergines du four. Ils doivent être mous. Laissez
la vapeur s'échapper et grattez la pulpe dans le robot culinaire. Ajoutez la racine de
gingembre, l'ail et l'huile d'olive. Traitez le mélange jusqu'à ce qu'il soit homogène. Ajoutez
également les noix pré-moulues et le piment de la Jamaïque au mélange. Continuez à
remuer. Une fois la cuisson terminée, assaisonnez avec du sel et du poivre et mettez au
réfrigérateur. Au moment de servir, il doit être ferme.

Nutrition : Calories : 99Kcal Protéines : 2g Glucides : 6g Lipides : 8g

Boisson énergétique verte

Temps de préparation : 5 minutes   Temps de cuisson : 0 minute   Nombre de portions : 2

Ingrédients :
• 1 ½ tasse de lait d'amande • 1 banane • 3 grandes feuilles de chou frisé • 5 dattes dénoyautées • 1 cuillère à soupe de poudre de protéine de chanvre

Directions :
Placez le lait d'amande, la banane, les feuilles de chou frisé, les dattes dénoyautées et la poudre de protéines dans le blender à vitesse élevée. Mixez le tout jusqu'à obtenir une boisson lisse. Cet en-cas donne un coup de pouce supplémentaire à tout moment de la journée.

Nutrition : Calories : Kcal Protéines : g Glucides : g Lipides : g

Les meilleurs choux de Bruxelles

Temps de préparation : 5 minutes   Temps de cuisson : 10 minutes   Nombre de portions : 2

Ingrédients :
• 1 kg de choux de Bruxelles • 2 cuillères à soupe d'huile d'olive • 1 oignon, coupé en dés • 1 cuillère à café de flocons de piment rouge • ¼ cuillère à café de noix de muscade • Sel au goût

Directions :
Coupez en tranches et en dés un demi-kilo de choux de Bruxelles. Faites chauffer l'huile d'olive dans une poêle à feu moyen et jetez-y les oignons émincés, les flocons de poivre rouge et le sel. Faire sauter et remuer. Les oignons devraient commencer à brunir. Puis jetez les choux à l'intérieur. Continuez à faire sauter en remuant constamment jusqu'à ce que les germes deviennent d'un vert vif, environ 5 minutes plus tard. Ajoutez la noix de muscade. Éteignez le feu et servez chaud. C'est la vraie façon de consommer ces légumes riches en nutriments et qui combattent le cancer !

Nutrition : Calories : 182Kcal Protéines : 15g Glucides : 21g Lipides : 6g

Salade de poires et de noix

Temps de préparation : 10 minutes   Temps de cuisson : 0 minute   Portions : 4

Ingrédients :
• 4 poires, pelées, évidées et coupées en petits morceaux • ¼ tasse de noix, hachées
• 2 cuillères à soupe de miel • 2 cuillères à soupe de vinaigre balsamique • 2 cuillères à
soupe d'huile d'olive extra vierge

Directions :
Dans un bol de taille moyenne, combinez les poires et les noix. Dans un petit bol, fouettez le
miel, le vinaigre balsamique et l'huile d'olive. Incorporer les poires et les noix.
Nutrition : Calories : 263Kcal Protéines : 3g Glucides : 41g Lipides : 12g

Salade de baies au gingembre

Temps de préparation : 10 minutes   Temps de cuisson : 0 minute   Portions : 4

Ingrédients :
• 1 tasse de myrtilles fraîches • 1 tasse de framboises fraîches • 1 tasse de fraises fraîches •
1 cuillère à soupe de gingembre frais râpé • Le zeste d'1 orange • Jus d'1 orange

Directions :
Dans un bol de taille moyenne, mélangez bien les myrtilles, les framboises, les fraises, le
gingembre, le zeste d'orange et le jus d'orange.
Nutrition : Calories : 75Kcal Protéines : 1g Glucides : 18g Lipides : 1g

Salade de tomates et de basilic

Temps de préparation : 10 minutes   Temps de cuisson : 0 minute Portions : 4

Ingrédients :
• 4 grosses tomates anciennes, coupées en petits morceaux • ¼ tasse de feuilles de basilic
frais, déchirées • 2 gousses d'ail finement hachées • ¼ tasse d'huile d'olive extra vierge • ½
cuillère à café de sel de mer • ¼ cuillère à café de poivre noir fraîchement moulu

Directions :
Dans un bol moyen, mélangez délicatement les tomates, le basilic, l'ail, l'huile d'olive, le sel
et le poivre.

Nutrition : Calories : 140Kcal Protéines : 1g Glucides : 4g Lipides : 14g

Soupe au potiron et au gingembre

Temps de préparation : 10 minutes   Temps de cuisson : 20 minutes   Portions : 4

Ingrédients :

• 2 cuillères à soupe d'huile d'olive extra vierge • 1 oignon, haché • 1 cuillère à soupe de gingembre râpé • 4 gousses d'ail, hachées • 6 tasses de bouillon de légumes • 3 tasses de courge musquée • ½ cuillère à café de sel de mer • ¼ cuillère à café de poivre noir fraîchement moulu • ¼ tasse de lait de coco (facultatif) • ¼ tasse de micro-ondes (facultatif)

Directions :

Dans une grande casserole à feu moyen-élevé, faites chauffer l'huile d'olive jusqu'à ce qu'elle scintille. Ajoutez l'oignon et le gingembre et faites cuire pendant environ cinq minutes, en remuant de temps en temps, jusqu'à ce que l'oignon soit tendre. Ajoutez l'ail et faites cuire pendant 30 secondes supplémentaires, en remuant continuellement. Ajoutez le bouillon de légumes, le potiron, le sel et le poivre. Faites cuire, à couvert, pendant une dizaine de minutes jusqu'à ce que le potiron soit tendre. Transférer délicatement dans un mixeur. Mélangez jusqu'à ce que le mélange soit homogène. Servir garni de lait de coco et de micro-verres, si vous en utilisez.

Nutrition : Calories : 501Kcal Protéines : 11g Glucides : 9g Lipides : 50g

Purée d'avocat avec des tranches de jicama

Temps de préparation : 15 minutes Temps de cuisson : 0 minute Portions : 4

Ingrédients :

• 2 avocats mûrs, dénoyautés • 1 échalote, tranchée • 2 cuillères à soupe de coriandre fraîche hachée • ½ cuillère à café de curcuma moulu • Jus de ½ citron • 1 cuillère à café de sel • ¼ cuillère à café de poivre noir fraîchement moulu • 1 jicama, pelé et coupé en tranches d'un quart de pouce d'épaisseur

Directions :

Dans un petit bol, mélangez l'avocat haché, le curcuma, l'échalote, la coriandre, le jus de citron, le sel et le poivre.   Écrasez les ingrédients jusqu'à ce qu'ils soient mélangés et encore un peu friables. Servir avec des tranches de jicama.

Nutrition : Glucides : 25g Protéines : 3.1g Graisse totale : 20.2g Calories : 271 Cholestérol : 0.0mg Fibres : 15.5g

Brocoli sauté et sésame

Temps de préparation : 10 minutes Temps de cuisson : 8 minutes Portions : 4

Ingrédients :
• 2 cuillères à soupe d'huile d'olive extra vierge • 4 tasses de bouquets de brocoli • 2 cuillères à soupe de graines de sésame grillées • 1 cuillère à soupe de gingembre frais râpé • ¼ de cuillère à soupe de sel de mer • 1 cuillère à café d'huile de sésame • 2 gousses d'ail, hachées

Directions :
Faites chauffer l'huile d'olive et l'huile de sésame dans une poêle antiadhésive à feu moyen jusqu'à ce qu'elles commencent à briller.   Ajoutez le brocoli, le gingembre et le sel. Faites cuire pendant 7 minutes, en remuant fréquemment, jusqu'à ce que le brocoli commence à devenir brun.   Ajoutez l'ail. Faites cuire pendant trente secondes, en remuant continuellement.   Retirez du feu et incorporez les graines de sésame.

Nutrition : Glucides : 10,1g Protéines : 4,6g Graisse totale : 11,5g Calories : 135 Cholestérol : 0,0mg Fibres : 3g Sodium : 149mg

Houmous aux pois chiches et à l'ail

Temps de préparation : 6 minutes Temps de cuisson : 0 minute Portions : 6

Ingrédients :
• 3 gousses d'ail, hachées • 2 cuillères à soupe de tahini • 1 boîte de pois chiches, égouttés • 2 cuillères à soupe d'huile d'olive extra vierge • Jus de 1 citron • ½ cuillère à café de sel de mer • Paprika, pour la garniture

Directions :
Mélangez l'ail, le tahini, l'huile d'olive, les pois chiches, le jus de citron et le sel dans un mixeur.   Mixez jusqu'à ce que vous obteniez la bonne consistance de snack. Garnissez comme vous le souhaitez.

Nutrition : Glucides : 20,2g Protéines : 7,3g Graisse totale : 10,2g Calories : 179 Cholestérol : 0,0mg Fibres : 6g Sodium : 172mg

Pommes sautées, gingembre et cannelle

Temps de préparation : 10 minutes Temps de cuisson : 10 minutes Portions : 4

Ingrédients :
• 2 cuillères à soupe d'huile de noix de coco • 3 pommes, pelées et tranchées • 1 cuillère à café de cannelle moulue • 1 sachet de stévia • 1 cuillère à soupe de gingembre frais râpé • Pincée de sel de mer

Directions :
Faites chauffer l'huile de noix de coco dans une poêle antiadhésive à feu moyen. Ajoutez les pommes, la cannelle, le gingembre, le stevia et le sel. Faites cuire pendant sept à dix minutes, en remuant entre chaque minute, jusqu'à ce que les pommes deviennent Pâteuses totale : 7,6 g Calories : 151 Cholestérol : 0,0 mg Fibres : 5,5 g Sodium : 61 mg

Barres de curcuma

Temps de préparation : 2 heures 5 minutes Temps de cuisson : 10 minutes Portions : 6

Ingrédients :
• 1 tasse de noix de coco hachée • 10 dattes dénoyautées • 1 cuillère à soupe d'huile de noix de coco • 1 cuillère à café de cannelle • 1 ¼ tasse de beurre de noix de coco • 1 cuillère à café et demie de poudre de curcuma • 2 cuillères à café de miel • 1/8 cuillère à café de poivre noir

Directions :
Préparez une plaque à pâtisserie et recouvrez-la de papier sulfurisé.   Placez la noix de coco et les dattes dans un robot culinaire et mixez-les jusqu'à ce qu'elles soient bien combinées. Ajoutez l'huile de noix de coco et la cannelle.   Pressez la pâte sur le fond du moule et mettez-la au réfrigérateur pendant 2 heures.   Préparez la garniture en faisant fondre le beurre de coco au bain-marie. Incorporer la poudre de curcuma et le miel.   Versez le mélange dans le moule avec la croûte.   Laisser refroidir dans les 2 heures.

Nutrition : Calories 410 Graisses totales 41g Glucides totaux 13g Protéines 1g Sucres : 11g Fibres : 2g Sodium : 208mg Potassium 347mg

Gomme de curcuma

Temps de préparation : 4 heures Temps de cuisson : 10 minutes Portions : 6

Ingrédients :
• 1 cuillère à café de curcuma moulu • 6 cuillères à soupe de sirop d'érable • 8 cuillères à soupe de gélatine en poudre non aromatisée • 3 ½ tasses d'eau

Directions :
Dans une casserole, mélangez l'eau, le curcuma et le sirop d'érable.   Portez à ébullition pendant 5 minutes.   Retirer du feu et saupoudrer de poudre de gélatine. Remuez pour hydrater la gélatine.   Allumez le feu et portez à ébullition jusqu'à ce que la gélatine soit complètement dissoute.   Versez le mélange dans un plat et mettez-le au réfrigérateur pendant au moins 4 heures.   Une fois qu'elle s'est stabilisée, coupez-la en petits carrés.

Nutrition : Calories 68 Graisse totale 0.03g Glucides totaux 17g, Protéines 0.2g Sucres : 15g Fibres : 0.1g Sodium : 19mg Potassium 53mg

Mélange de noix épicées au gingembre

 Temps de préparation : 5 minutes Temps de cuisson : 40 minutes Portions : 4

Ingrédients :
• 2 gros blancs d'œufs, élevés au pâturage • 2 tasses de noix mélangées (amandes crues, graines de citrouille, noix de cajou, etc.) • 1 cuillère à café de gingembre râpé • ½ cuillère à café de sel

Directions :
Préchauffez le four à 125°.   Battez les blancs d'œufs jusqu'à ce qu'ils soient mousseux. Ajoutez le gingembre et le sel.   Ajoutez les noix mélangées au mélange d'œufs. Remuer pour tout enrober. Répartissez les noix de façon homogène sur la plaque de cuisson.   Faites cuire au four pendant 40 minutes.   Laissez le mélange refroidir et durcir.   Coupez en morceaux et conservez-les au réfrigérateur jusqu'à leur consommation.

 Nutrition : Calories 423 Graisses totales 36g Glucides totaux 16g Protéines 17g Sucre : 3g Fibres : 9g Sodium : 28mg Potassium 553mg

Rouleaux de thon épicé

Temps de préparation : 10 minutes Temps de cuisson : 0 minute Portions : 6

Ingrédients :
 • 1 concombre moyen • 1 boîte de thon à nageoires jaunes, pêché à l'état sauvage • 2 tranches d'avocat, coupées en dés • 1/8 cuillère à café de sel • 1/8 cuillère à café de poivre

Directions :
Coupez le concombre en fines tranches dans le sens de la longueur. Mélangez le thon et l'avocat dans un bol, en assaisonnant avec du sel et du poivre selon votre goût. Versez le mélange de thon et d'avocat et répartissez-le uniformément sur les tranches de concombre. Enroulez les tranches de concombre et fixez les extrémités avec des cure-dents. Laissez refroidir avant de servir.

Nutrition : Calories 135 Graisse totale 10g Glucides totaux 6g Protéines 7g Sucre : 0.9g Fibres : 5g Sodium : 73mg Potassium 420mg

Burrito végétarien

Temps de préparation : 10 minutes Temps de cuisson : 5 minutes Nombre de portions : 2

Ingrédients :
• 4 sommets moyens de bette à carde, avec les tiges coupées • 1 cuillère à café d'huile d'avocat • 1/3 de poivron, coupé en julienne • 1/3 tasse de tomates hachées • 1/3 tasse d'oignons rouges, tranchés finement • ¼ tasse de pulpe d'avocat • 1 tasse de quinoa cuit • ¼ tasse de feuilles de coriandre, hachées • ¼ cuillère à café de sel

Directions :
Faites bouillir de l'eau et blanchissez les feuilles de betterave. Mettez de côté. Faites chauffer l'huile d'avocat à feu moyen dans une poêle et faites sauter le poivron pendant 1 minute. Mettez de côté. Assemblez le burrito en disposant les feuilles de betterave blanchies sur une surface plane. Disposez les poivrons, les tomates, les oignons, la pulpe d'avocat et le quinoa au centre. Ajoutez les feuilles de coriandre. Roulez les feuilles de betterave pour créer un burrito.

Nutrition : Calories 175 Graisses totales 7g Glucides totaux 25g Glucides nets 20g Protéines 5g Sucre : 3g Fibres : 5g Sodium : 11 mg Potassium 372mg

Patates douces

Temps de préparation : 20 minutes Temps de cuisson : 2 heures Portions : 6

Ingrédients :
• 3 cuillères à soupe d'huile d'olive extra vierge • 1 cuillère à café de sel de mer • 2 grosses patates douces, tranchées finement

Directions :
Allumez le four et chauffez-le à 125°. Placez le gril au centre du four.
Dans un grand bol, versez les tranches de patate douce et l'huile d'olive. Placez les tranches individuellement sur 2 plaques de cuisson et saupoudrez de sel de mer.   Placez les plaques dans le four préchauffé et faites cuire pendant environ deux heures ; veillez à faire tourner les plaques et à retourner les frites après 45-60 minutes.   Dès que les frites deviennent brun clair et deviennent croustillantes, retirez-les du four. Certains peuvent être un peu mous, mais ils redeviendront croustillants lorsqu'ils commenceront à refroidir.   Laissez les chips refroidir pendant une dizaine de minutes avant de les servir. Servez immédiatement. Les chips redeviendront pâteuses après quelques heures.

Nutrition : Glucides : 43g Protéines : 2.7g Graisse totale : 11.1g Calories : 268 Cholestérol : 0.0mg Fibres : 6.5g Sodium : 483mg

Barres au gingembre et aux dattes

Temps de préparation : 10 minutes Temps de cuisson : 20 minutes Portions : 8

Ingrédients :
 • 1 tasse et demie d'amandes, trempées dans l'eau pendant une nuit puis égouttées • ¾ tasse de dattes dénoyautées • ¼ tasse de lait d'amande • 1 cuillère à café de gingembre moulu

Directions :
Préchauffez le four à 175°.   Placez les amandes dans un robot ménager. Pétrissez jusqu'à l'obtention d'une pâte épaisse.   Pressez la pâte dans une plaque à pâtisserie recouverte de papier sulfurisé. Mettez de côté.   Pour le mélange de dattes, combinez le reste des ingrédients dans un robot culinaire. Pétrir jusqu'à ce que le mélange soit lisse.   Versez le mélange de dattes sur la croûte aux amandes. Faites cuire au four pendant 20 minutes. Laissez refroidir avant de couper en tranches.

Nutrition : Calories 45 Graisse totale 0.3g Glucides totaux 11g Protéines 0.5g Sucres : 9g Fibres : 1g Sodium : 6mg Potassium 101mg

Jus d'orange à la vanille et au curcuma

Temps de préparation : 2 heures Temps de cuisson : 0 minute Nombre de portions : 2

Ingrédients :

• 3 oranges, pelées et coupées en quartiers • 1 tasse de lait d'amande non sucré • 1 cuillère à café d'extrait de vanille • ½ cuillère à café de cannelle • ¼ cuillère à café de curcuma • Une pincée de poivre

Directions :

Placez tous les ingrédients dans un mixeur. Mélangez jusqu'à ce que le mélange soit homogène.   Placez dans des verres et laissez refroidir au réfrigérateur avant de servir.

Nutrition : Calories 188 Graisses totales 5g Glucides totaux 33g Protéines 5g Sucre : 27g Fibres : 6g Sodium : 53mg

Gelée d'hibiscus et de gingembre

Temps de préparation : 2 heures Temps de cuisson : 20 minutes Portions : 5

Ingrédients :

• 3 cuillères à soupe de fleurs d'hibiscus séchées • 1 cuillère à soupe et demie de miel • 1 cuillère à café de jus de gingembre 2 cuillères à soupe de gélatine en poudre • 1 tasse d'eau

Directions :

Faites bouillir l'eau, retirez-la et ajoutez les fleurs d'hibiscus. Laissez infuser pendant 5 minutes.   Retirez les fleurs et jetez-les. Faites chauffer le liquide et ajoutez le miel, le gingembre et la gélatine.   Laissez la gélatine se dissoudre. Versez le mélange dans un moule à pâtisserie.   Laissez refroidir et laissez prendre. Une fois durcie, coupez la gelée en tranches.

Nutrition : Calories 27 Graisses totales 0.06g Glucides totaux 7g Protéines 0.2g Sucres : 7g Fibres : 0g

Pépites de curcuma

Temps de préparation : 15 minutes Temps de cuisson : 25 minutes Portions : 4

Ingrédients :
• 2 tasses de bouquets de chou-fleur • 2 tasses de bouquets de brocoli • 1 tasse de carottes, hachées • 1 cuillère à café d'ail haché • ½ cuillère à café de curcuma moulu • ½ tasse de farine d'amande • 2 œufs, élevés au pâturage • ¼ cuillère à café de sel • ¼ cuillère à café de poivre noir

Directions :
Préchauffer le four à 200° et recouvrir une plaque à pâtisserie de papier sulfurisé. Réduire tous les ingrédients en purée dans un robot ménager jusqu'à ce qu'ils soient lisses. Prenez une cuillerée de pâte et placez-la sur la plaque de cuisson. Faites cuire au four pendant 25 minutes.

 Nutrition : Calories 97 Graisses totales 5g Glucides totaux 7g Protéines 7g Sucres : 3g Fibres : 3g

Muffins à la farine de noix de coco

Temps de préparation : 10 minutes Temps de cuisson : 25 minutes Portions : 6

Ingrédients :
• 6 gros œufs, élevés au pâturage • ½ tasse de lait de coco non sucré • 1/3 de sirop d'érable • 1 cuillère à café d'extrait de vanille • ¾ tasse + 2 cuillères à soupe de farine de noix de coco • ½ cuillère à café de bicarbonate de soude • 2 cuillères à café de poudre de curcuma • ½ cuillère à café de gingembre en poudre • Sel et poivre au goût

Directions :
Préchauffez le four à 175°. Mélanger les œufs, le lait, le sirop d'érable et la vanille dans un bol. Dans un autre bol, tamisez la farine de coco, le bicarbonate de soude, la poudre de curcuma et de gingembre et ajustez avec du sel et du poivre selon votre goût. Versez les fixations humides dans les fixations sèches jusqu'à ce qu'elles soient bien mélangées. Verser dans les moules à muffins préparés. Faites cuire au four dans les 25 minutes. Servez.

Nutrition : Calories 157 Graisses totales 9g Glucides totaux 15g Protéines 3g Sucres : 12g Fibres : 1g

Boules d'énergie dorées non cuites

Temps de préparation : 60 minutes Temps de cuisson : 0 minute Portions : 16

Ingrédients :

• 1 tasse de beurre d'amande • 1/2 tasse de flocons de noix de coco non sucrés • 6 cuillères à soupe de protéines en poudre • 1 cuillère à café d'huile de noix de coco • ½ cuillère à café de sirop d'érable • 2 cuillères à café de curcuma

Directions :

Mélanger tous les ingrédients pour former une pâte épaisse dans un bol. Placez la pâte dans une plaque de cuisson recouverte de papier sulfurisé et étalez-la uniformément. Laisser refroidir dans l'heure qui suit pour qu'il se fige. Retirer et couper en 16 morceaux.

Nutrition : Calories 376 Graisses totales 36g Graisses saturées 5g Glucides totaux 9g Protéines 6g Sucres : 5g Fibres : 2g

Tarte aux pommes et aux baies

Temps de préparation: 10 minutes Temps de cuisson: 20 minutes Portions: 2

Ingrédients:

• 240 g de framboises fraîches • 240 g de myrtilles fraîches • 475 g de pommes coupées en dés • 2 cuillères à soupe de sucre turbinado ou cassonade • 1/2 cuillère à café de cannelle moulue • 1 cuillère à café de zeste de citron • 2 cuillères à café de jus de citron • 1 1/2 cuillère à soupe de fécule de maïs

Pour l'enrobage:

• 1 gros blanc d'œuf 60 ml de lait de soja • 1/4 cuillère à café de sel • 1/2 cuillère à café de vanille • 1 1/2 cuillères à soupe de sucre turbinado ou de cassonade • Farine complète pour pâtisserie

Directions:

1. Préchauffer le four (175 C). 2. Enduisez légèrement 6 plaques à pâtisserie individuelles d'huile en aérosol. 3. Dans un bol, mélanger les framboises, les bleuets, les pommes, le sucre, la cannelle, le zeste de citron et le jus de citron. 3. Remuer pour bien mélanger. 4. Ajouter la fécule de maïs et remuer jusqu'à ce qu'elle soit dissoute. 5. Mettre les blancs d'œufs dans un bol et battre légèrement. 6. Ajouter le lait de soja, le sel, la vanille, le sucre et la farine. 7. Remuer pour bien mélanger. 8. Répartir uniformément le mélange de baies dans les assiettes préparées. 9. Verser le mélange sur chaque assiette. 10. Placer les cocottes dans un grand plat à gratin et mettre au four. 11. Cuire les baies jusqu'à ce qu'elles soient tendres et que la garniture soit dorée, environ 30 minutes. Servir chaud.

Nutrition: Calories: 136 - Gras trans: - 0 g Cholestérol: 0 mg - Sodium: 111 mg - Glucides totaux: 31 g - Fibres : 4 g - Sucres ajoutés: 7 g - Protéines: 3 g

Chapitre 6: Aliments de base

Pesto à la pistache

Temps de préparation: Cinq minutes Temps de cuisson: 0 minutes Portions: 4

Ingrédients:
2 tasses de feuilles de basilic, fraîches et bien emballées 1 tasse de pistaches, crues ½ tasse d'huile d'olive, divisée ½ tasse de parmesan, haché 2 cuillères à café de jus de citron, frais ½ cuillère à café d'ail en poudre Sel de mer et poivre noir au goût

Les indications:
Sortez le robot culinaire, mélangez le basilic, les pistaches et un quart de tasse d'huile d'olive pendant quinze secondes. Ajouter le fromage, le jus de citron, l'ail en poudre et assaisonner de sel et de poivre.
Versez le reste de l'huile d'olive et assurez-vous qu'elle est bien mélangée. Servir immédiatement et conserver au réfrigérateur pendant cinq jours. Valeurs nutritionnelles:
Énergie: 229 Protéine: 5,5 grammes Lipides: 3,6 grammes Glucides: 3,8 grammes

Sauce César

Temps de préparation: Cinq minutes Temps de cuisson: 0 minutes Portions: 2

Ingrédients:
¼ tasse de mayonnaise Paléo 2 cuillères à soupe d'huile d'olive 2 gousses d'ail émincées ½ cuillère à café de pâte d'anchois 1 cuillère à soupe de vinaigre de vin blanc ½ cuillère à café de zeste de citron 2 cuillères à soupe de jus de citron, frais Sel de mer et poivre noir au goût

Les indications:
Fouettez tous les ingrédients ensemble. Il doit être émulsionné et combiné. Assaisonner de sel et de poivre, puis réfrigérer jusqu'à une semaine.

Valeurs nutritionnelles:
Énergie: 167 Protéine: 0,2 gramme Lipides: 18,9 grammes Glucides: 1,3 grammes

Haricots

Temps de préparation: Cinq minutes Temps de cuisson: 1 heure Portions: 5

Ingrédients:

230 grammes de haricots secs Eau filtrée (pour le trempage et la cuisson) 1 feuille de laurier 1 cuillère à café d'ail 1 cuillère à café de poudre d'oignon ½ cuillère à café de cumin Une pincée de sel de mer fin

Les indications:

Prenez un bol en verre et ajoutez les haricots. Couvrez-les d'eau, puis ajoutez une pincée de sel. Faites tremper pendant huit heures. Égouttez-les et assurez-vous de bien les rincer, transférez-les dans une casserole et assaisonnez. Mettez environ deux pouces d'eau et faites cuire à feu vif. Faites bouillir puis réduisez-le au minimum. Laissez mijoter pendant une heure. Servir.

Valeurs nutritionnelles:

Énergie: 153 Protéine: 10 grammes Lipides: 1 gramme Glucides: 28 grammes

Vinaigrette au citron de Dijon

Temps de préparation: 10 minutes Temps de cuisson: 0 minutes Portions: 13

Ingrédients:

¼ tasse d'huile d'olive 1 cuillère à café de moutarde de Dijon ½ cuillère à café de miel, cru ¼ cuillère à café de basilic 1 gousse d'ail émincée ¼ cuillère à café de sel de mer, fin 2 cuillères à soupe de jus de citron, frais

Les indications:

Mélangez tous les ingrédients et secouez vigoureusement. Conserver au réfrigérateur jusqu'à une semaine.

Valeurs nutritionnelles:

Calories: 128 Protéine: 0,1 gramme Lipides: 1,8 grammes Glucides: 1,8 grammes

Vinaigrette au tahini et citron vert

Temps de préparation: Cinq minutes Temps de cuisson: 0 minutes Portions: 1

Ingrédients:
3 cuillères à soupe d'eau 2 cuillères à soupe de jus de citron vert frais 1 cuillère à soupe de vinaigre de cidre de pomme 1/3 tasse de tahini (pâte de sésame) 1 cuillère à café de zeste de citron vert 1 1/2 cuillère à café de miel, cru Une pincée de sel de mer fin ¼ cuillère à café d'ail en poudre

Les indications:
Mélangez le tout et secouez jusqu'à ce que vous obteniez un mélange homogène. Servir.

Valeurs nutritionnelles:
Énergie: 157 Protéine: 6,2 grammes Lipides: 2,1 grammes Glucides: 5,1 grammes

Tout Aïoli

Temps de préparation: Cinq minutes Temps de cuisson: 0 minutes Portions: 2

Ingrédients:
½ tasse de lait entier 2 cuillères à café de moutarde de Dijon ¼ cuillère à café de miel, cru ½ cuillère à café de sauce piquante Une pincée de sel

Les indications:
Mélangez le tout et il se conservera au réfrigérateur jusqu'à trois jours.

Valeurs nutritionnelles:
Calories: 43 Protéine: 2 grammes Lipides: 2,4 grammes Glucides: 3,2 grammes

Sauce aux amandes Romesco

Temps de préparation: Cinq minutes Temps de cuisson: 20 minutes Portions: 2

Ingrédients:
2 poivrons rouges, hachés grossièrement 6 tomates cerises, hachées grossièrement 3 gousses d'ail, hachées grossièrement ½ oignon blanc, haché grossièrement 1 cuillère à soupe d'huile d'avocat 1 tasse d'amandes crues, blanchies ¼ tasse d'huile d'olive 2 cuillères à soupe de vinaigre de cidre de pomme Sel de mer et poivre noir au goût

Les indications:
Allumez le gril et laissez-le préchauffer. Prenez une plaque à pâtisserie et tapissez-la de papier d'aluminium. Répartir les tomates, l'oignon, l'ail et le poivron sur la plaque à pâtisserie et arroser d'huile d'avocat. Faites cuire pendant dix minutes puis prenez un mixeur. Écrasez les amandes jusqu'à ce qu'elles soient friables. Ajoutez votre huile d'olive, vinaigre, légumes verts, sel et poivre. Mélanger jusqu'à consistance lisse. Il peut être conservé au réfrigérateur jusqu'à cinq jours. Alternativement, vous pouvez le congeler et il se conservera pendant trois mois.

Valeurs nutritionnelles:
Énergie: 358 Protéines: 7,3 grammes Lipides: 32,2 grammes Glucides: 13,7 grammes

Vinaigrette au miel et citron vert aux herbes fraîches

Temps de préparation: 10 minutes Temps de cuisson: 0 minutes Portions: 1

Ingrédients:
Jus de 4 limes 3 cuillères à soupe de miel 2 cuillères à soupe de vinaigre de cidre de pomme 2 cuillères à soupe de moutarde de Dijon 2 gousses d'ail émincées 3 échalotes, hachées finement ½ tasse de coriandre fraîche hachée grossièrement

Les indications:
Fouetter le jus de lime, le miel, le vinaigre, la moutarde et l'ail dans un bol moyen. Mettez l'échalote et la coriandre, mélangez. Conservation: Conserver dans un bocal à vis au réfrigérateur jusqu'à 5 jours. Conseil de remplacement: pour une vinaigrette plus épicée, ajoutez 1/2 cuillère à café de poudre de chili ou de flocons de piment.

Valeurs nutritionnelles:
Calories: 82 Matières grasses totales: 1 g Protéine: 1 g Glucides totaux: 21 g Fibre: 2g Sucre: 16 g Cholestérol: 0 mg

Vinaigrette simple pour vinaigrette aux agrumes

Temps de préparation: 10 minutes Temps de cuisson: 0 minutes Portions: 1

Ingrédients:
Jus de 1 citron 2 cuillères à soupe de vinaigre de cidre de pomme 2 cuillères à soupe d'huile d'olive ½ cuillère à café de moutarde de Dijon 1 gousse d'ail émincée ¾ cuillère à café de sel 1 cuillère à café de poivre noir fraîchement moulu ½ cuillère à café d'origan séché ½ cuillère à café de thym séché

Les indications:
Mélanger le jus de citron, le vinaigre, l'huile, la moutarde, l'ail, le sel, le poivre, l'origan et le thym dans un bol moyen. Servir.

Valeurs nutritionnelles:
Calories: 54 Matières grasses totales: 5 g Graisses saturées: 1 g Protéine: 0 g Glucides totaux: 1 g Fibres: 0 g Sucre: 0 g Cholestérol: 0 mg

Vinaigrette piquante végétalienne César

Temps de préparation: 10 minutes Temps de cuisson: 0 minutes Portions: 1

Ingrédients:
¼ tasse de tahini 1 cuillère à café de moutarde de Dijon Jus de 1 citron 2 cuillères à café de câpres, hachées 3 gousses d'ail émincées 1 cuillère à café de sirop d'érable ½ cuillère à café de sel ½ cuillère à café de poivre noir fraîchement moulu 1 ou 2 cuillères à soupe d'eau froide Les indications: Mélanger le tahini, la moutarde, le jus de citron, les câpres, l'ail, le sirop d'érable, le sel et le poivre dans un bol moyen. Ajouter l'eau 1 cuillère à soupe à la fois si nécessaire pour diluer la vinaigrette jusqu'à obtention d'une consistance versable.

Valeurs nutritionnelles:
Calories: 82 Matières grasses totales: 7 g Graisses saturées: 1 g Protéine: 2 g Glucides totaux: 5 g Fibre: 1g Sucre: 1 g Cholestérol: 0 mg

Vinaigrette crémeuse à l'avocat

Temps de préparation: 10 minutes Temps de cuisson: 0 minutes Portions: 1

Ingrédients:

1 avocat, coupé en deux et dénoyauté 1 cuillère à soupe d'huile d'olive 2 cuillères à café de vinaigre de cidre de pomme 1 gousse d'ail, pelée mais entière Jus de 1 citron ½ cuillère à café d'oignon en poudre 1 cuillère à café de sirop d'érable 1 cuillère à café de moutarde de Dijon ½ cuillère à café de sel ½ cuillère à café de poivre noir fraîchement moulu 10 cuillères à soupe d'eau froide

Les indications:

Traitez la pulpe d'avocat avec un robot culinaire. Ajouter l'huile, le vinaigre, l'ail, le jus de citron, l'oignon en poudre, le sirop d'érable, la moutarde, le sel et le poivre et mélanger jusqu'à consistance lisse et crémeuse. Ajoutez autant d'eau que nécessaire, 1 cuillère à soupe à la fois, pour diluer jusqu'à obtenir une consistance épaisse mais versable.

Valeurs nutritionnelles:

Calories: 105 Matières grasses totales: 9 g Graisses saturées: 2 g Protéine: 1 g Glucides totaux: 7 g Fibre: 4g Sucre: 3 g Cholestérol: 0 mg

Sauce teriyaki au gingembre simple

Temps de préparation: Cinq minutes Temps de cuisson: Cinq minutes Portions: 1

Ingrédients:

¼ tasse de tamari 3 cuillères à soupe d'eau froide, plus 1 cuillère à café et demie 2 cuillères à soupe de miel 2 cuillères à soupe de vinaigre de riz 1 gousse d'ail émincée ½ cuillère à café de sriracha 1 cuillère à café et demie de gingembre frais râpé 1 1/2 cuillères à café de poudre d'arrow-root ou de fécule de maïs

Les indications:

Mélangez le tamari, 3 cuillères à soupe d'eau, le miel, le vinaigre, l'ail, la sriracha et le gingembre dans un bol moyen. Transférer dans une casserole moyenne et chauffer à feu moyen-vif. Pendant que le mélange de tamari chauffe, dans un petit bol, mélanger les 1 1/2 cuillères à café restantes d'eau et la poudre d'arrow-root, en remuant bien pour incorporer. Épaissir pendant au moins 2 à 3 minutes. Une fois que le mélange de tamari bout, baissez le feu à moyen-doux et fouettez avec un fouet. Continuez à battre la sauce dans la poêle pendant encore 1 à 2 minutes jusqu'à ce qu'elle épaississe légèrement. Mettez-le de côté. Il y aura de plus gros morceaux d'ail et de gingembre dans cette sauce. Pour une sauce plus douce, mélanger dans un mélangeur pendant 10 à 20 secondes, jusqu'à ce que le gingembre et l'ail soient complètement incorporés.

Valeurs nutritionnelles:

Calories: 40 Matières grasses totales: 0 g Graisses saturées: 0 g Protéine: 2 g Glucides totaux: 9 g Fibres: 0 g Sucre: 7 g Cholestérol: 0 mg

Crème d'avocat

Temps de préparation: Cinq minutes Temps de cuisson: 0 minutes Portions: 1

Ingrédients:

1 avocat, coupé en deux et dénoyauté ¼ tasse de lait de coco entier Jus de 1 citron vert ¼ cuillère à café de sel ¼ tasse de feuilles de coriandre fraîche

Les indications:

Traitez la pulpe d'avocat avec un robot culinaire. Ajouter le lait de coco, le jus de lime, le sel et la coriandre et mélanger jusqu'à consistance lisse et crémeuse.

Valeurs nutritionnelles:

Calories: 122 Matières grasses totales: 11 g Graisses saturées: 4 g Protéine: 2 g Glucides totaux: 7 g Fibre: 4g Sucre: 2 g Cholestérol: 0 mg

Riz brun de base

Temps de préparation: 10 minutes Temps de cuisson: 55 minutes Portions: 2

Ingrédients:

1 tasse de riz brun 2½ tasses d'eau ½ cuillère à café de sel

Les indications:

Mélangez le riz, l'eau et le sel dans une casserole moyenne. Laisser mijoter, à découvert, à feu moyen-vif. Réglez le feu à doux, couvrez et laissez mijoter dans les 45 minutes. Ne remuez pas le riz pendant la cuisson. Lorsqu'il ne reste plus de liquide, retirez la casserole du feu et laissez-la refroidir pendant 10 minutes. Soufflez doucement le riz à l'aide d'une fourchette pour éviter qu'il ne colle.

Valeurs nutritionnelles:

Énergie: 138 Matières grasses totales: 1 g Graisses saturées: 0 g Protéine: 3 g Glucides totaux: 29 g Fibre: 1g Sucre: 0 g Cholestérol: 0 mg

Quinoa salé aux herbes

Temps de préparation: 10 minutes Temps de cuisson: 20 minutes Portions: 3

Ingrédients:

1 tasse de quinoa, rincé 2 tasses de bouillon de légumes 1 ½ cuillère à soupe d'huile d'olive
Jus de ½ citron ½ cuillère à café de sel ½ cuillère à café de poivre noir fraîchement moulu
½ tasse de persil frais haché ½ tasse de basilic frais haché 2 échalotes, hachées

Les indications:

Mélanger le quinoa et le bouillon dans une casserole et porter à ébullition à feu vif. Réglez le
feu à moyen-doux, couvrez, puis laissez mijoter pendant 15 à 20 minutes. Retirer du feu et
laisser reposer, couvert, encore 10 minutes. Transférer dans un grand bol et ajouter l'huile
d'olive, le jus de citron, le sel, le poivre, le persil, le basilic et l'échalote. Remuer pour
incorporer.

Valeurs nutritionnelles:

Calories: 175 Matières grasses totales: 6 g Graisses saturées: 1 g Protéine: 5 g Glucides
totaux: 25 g Fibre: 3g Sucre: 2 g Cholestérol: 0 mg

Tempeh ou tofu mariné à l'ail et aux herbes

Temps de préparation: 30 minutes Temps de cuisson: 20 minutes Portions: 3

Ingrédients:

230g de tempeh 2 cuillères à soupe d'huile d'olive ¼ tasse de bouillon de légumes ou d'eau
1 cuillère à soupe de vinaigre de vin blanc 3 gousses d'ail émincées 1 cuillère à café et demie
de thym séché ½ cuillère à café de sel ½ cuillère à café de poivre noir fraîchement moulu

Les indications:

Préchauffer le four à 200 ° C. Tapisser une plaque à pâtisserie de papier sulfurisé. Trancher
le tempeh en travers en tranches de 2-3 cm d'épaisseur. Pour la marinade, mélanger l'huile,
le bouillon, le vinaigre, l'ail, le thym, le sel et le poivre dans un grand bol. Mettez le tempeh
dans la marinade et utilisez une cuillère pour bien l'enrober. Laisser mariner pendant au
moins 10 minutes, puis retourner ou remuer et laisser mariner encore 10 minutes. Versez
le tempeh sur la casserole en une seule couche. Versez toute marinade supplémentaire sur
la poêle et faites cuire pendant 15 à 20 minutes.

Valeurs nutritionnelles:

Énergie: 233 Matières grasses totales: 17 g Graisses saturées: 3 g Protéines: 14 g Glucides
totaux: 9 g Fibres: 0 g Sucre: 0 g Cholestérol: 0 mg

Merci infiniment, nous vous espérons

Toujours le meilleur

Et que vous allez bien toujours